序に代えて
日本の医療制度の変遷とセントラルキッチンへの期待

　我が国の国民の平均寿命は、戦後の1947（昭22）年の臨時調査時は男50.06歳、女53.96歳であったが、現在の「平均寿命は世界最長水準」でWHO・2011年発表では、次の通りである。

　・日　本83歳（男80歳、女86歳）　　・フランス81歳（男78歳、女85歳）
　・ドイツ80歳（男78歳、女83歳）　　・イギリス80歳（男78歳、女82歳）
　・アメリカ79歳（男76歳、女81歳）

　また、医療の質や平等性という観点から評価して、「医療制度」について前述のWHO発表の順位（評価基準：①健康寿命、②医療サービスへのアクセスの良さ、③医療費負担の公平性等）においても

　1位：日本　　2位：スイス　　3位：ノルウエー　　6位：フランス
　14位：ドイツ　　15位：アメリカ　等と発表されている。

　Newsweek誌（2010年9月1日号）などでも、高い評価を得ている。

　我が国の医療・介護・年金は、これまでの急速な高齢化に対して、制度の改正を行いながら、必要な給付の確保を図ってきた。この結果、社会保障の給付費は増加を続けて、現在（2010年）は100兆円（内訳：年金53.8兆円、医療35.1兆円、介護・福祉その他20.6兆円）を超えている。毎年1兆円規模の税金と国の借金で賄っている。

　我が国の介護・福祉費は、1965（昭40）年の頃は、働く人（20歳から64歳）が9.1人で65歳以上の高齢者を1名支えていた。今後の将来推計人口では、次の様になるだろうと推察している。今後は高齢者（65歳以上）推計が、2023（平35）年に30％を超えて、2067（平55）年には40.5％に達する。超高齢社会の到来である。

　厚労省の発表資料では、次項の様に評している。

　◎1965（昭40）年　65歳以上1名に対して20〜64歳は9.1名＝『胴上げ型』
　◎2012（平24）年　65歳以上1名に対して20〜64歳は2.4名＝『騎馬戦型』
　◎2050（平62）年　65歳以上1名に対して20〜64歳は1.2名＝『肩車型』

　このような長寿国になった背景には、「国民皆保険」がある。ほかにも「経済の成長による豊かな生活環境の改善」「公衆衛生の向上」「医学・薬学等の治療技術の向上」「栄養水準の向上＝日本型栄養食生活」等が挙げられる。特に「国民皆保険」制度が保健医療水準に貢献したと、国際的な高い評価を受けている。

世界の先進国では、1973（昭48）年、1979（昭54）年の2度のオイルショック時に、人口構造における疾病の変化や社会経済等の変化があり、一斉に医療制度の改革を実施していた。

　我が国はオイルショックを上手に切りぬけたが、1980年代のバブル期には、まだ、欧州の高齢者国より医療・介護制度改革の取り組みが遅れていた。近年は、急激な高齢化による医療・介護費の増大が保険料の赤字となり、国の財政補充に、毎年1兆円までも、つぎ込む状況になっている。2012（平24）年には、政府の『社会保険と税の一体改革』の政策で消費税等をアップして、医療・介護保険料に投入することとなった。

　この間、病院、福祉・介護施設等では1993（平5）年に給食業務の「委託化」が許可された。その後、更なる効率化を求めて、1996（平8）年に病院給食でHACCP（危害分析・重要管理点の設定）の国際規格が導入されて「院外調理＝セントラルキッチン化」も許可された。

　その後、院外調理施設（CK）は、当初は数か所の医療法人等でスタートした。しかし、運営面では、システム化の不備等もあり消極的であった。その後も、調理施設や調理技法にHACCP（危害分析・重要管理点の設定）の実施が遅れた。院外調理施設（CK）の建設に多額の資金の投入が必要なことと、調理技法においてHACCP技法の品質・衛生管理に戸惑いがあり、調理時間・品質管理等のマニュアル化になじめなかったことが原因である。

　特に、院外調理の加熱機械類は欧州での開発輸入品のため、時間管理や品質管理、調理の科学的管理等のメリットは会得したが、当時は治療食の概念も浅く、医療保険の食事サービス料も特別管理加算（200円）、選択食加算（50円）等もあり、食事サービス予算にも余裕があり、従来型が継続されて普及は一時停滞した。

　しかし、1998（平10）年の医療法第四次改正から、診療報酬（医療本体＋薬部分）が削減されて、その後も毎年削減された。2002（平14）年に史上初めて、医療費も、従来の「出来高制」から「DPC（診療群分類包括評価）」を導入し、月内削減制の導入・手術施設基準等の改定があった。その後、2002（平14）年には診療報酬のマイナス2.7％改定があった。この頃より、各医療・社会福祉法人グループ等で給食施設の院外調理（CK）化の導入検討が多くなった。特に、第五次改正の2006（平18）年に、食事療養費を、1日から1食の変更と、前述特別管理加算・選択食加算等の、食事療養費カットで、16〜20％が削減された。

　その後、財政的な援助を国の基本政策として、チーム医療制の導入等で、総枠の予算の抑制を実施してきたが、国からの補充も限界に達し、政府及び国会三党合意で、高齢社会時代の対策として、医療・介護政策の方向転換が行われ、新しい方針が決定された。

　今回の2012(平24)年の「税と社会保障の一体改革」で、「医療・福祉・介護施設」から「地域包括ケアの実現（包括ケアマネジメントの機能強化）」への移行の発表があり、また、

東日本大震災時の、既設の院外調理（CK）の有効性が認められたのと合わせて、多くの医療・介護施設で院外調理（CK）施設の建設を検討するところが多くなった。

2012（平成24）年に、一般社団法人「日本医療福祉セントラルキッチン協会」が設立されて、有志による本書の出版はベストな企画である。

我が国の医療福祉行政は長年に渡り、行政管理基準に従って、医療・福祉・介護等施設ごとに「治療食や福祉・介護食」の食事箋に基づき、献立作成・調理加工して提供されてきたが、今回の「社会保障・税一体改革」では、住まい・医療・介護・予防・生活支援が一体的に提供される「地域包括ケアシステム」の実施が決定された。

2025（平成37）年までに、「医療」から「介護」へ、「施設」から「地域」への地域の医療・介護サービス提供体制を構築することを決めている。「医療」は都府県単位で管理する。介護施設、自宅・ケア付き高齢者住宅等は、人口1万人想定（中学校）の住み慣れた地域での生活を想定している。仔細は以下の方向である。

◎医療＝医療保険制度による管理・運営
　○ 2012（平24）年　病床数、平均在院日数　109万床 19～20日程度
　○ 2025（平37）年　病床数103万床の内訳 ｛「高度急性期」　22万床　15～16日程度
　　　　　　　　　　　　　　　　　　　　　「一般急性期」　46万床　　　9日程度
　　　　　　　　　　　　　　　　　　　　　「亜急性期等」　35万床　　60日程度

◎介護＝介護保険制度による管理・運営
　○利用者数　　　　　　2012（平24）年452万人⇒　2025（平37）年657万人（1.5倍）
　○介護施設（特養・老健）　　　98万人⇒　　　　　　　　　133万人（1.4倍）
　○居住系サービス（特定・グループホーム）
　　　　　　　　　　　　　　　33万人⇒　　　　　　　　　　62万人（1.9倍）
　○在宅介護（小規模多機能・巡回対応型等）
　　　　　　　　　　　　　　 320万人⇒　　　　　　　　　 463万人（1.4倍）

医療機関・病院の病床数は減少するが、重症レベル別になる。介護は介護施設（特養・老健）は1.4倍、居住系サービス（特定・グループホーム）は1.9倍、在宅介護（小規模多機能・巡回対応型等）は1.4倍の増加が想定されている。

今後は、高齢社会の医療・介護施設から地域包括サービスの、在宅者食事サービスまでに、CK業務の急成長が予想される。

欧州型の科学的な計測機器付（温度・湿度・加熱時間等）の調理機械類を活用したレシピ・マニュアルによる、画一化を緩和するためにも、従来からの郷土料理を加えた和食料理マニュアルの活用で、喫食者にも喜ばれる新メニューの開発ともなろう。

当協会では、今後は皆様方の御意見を取り入れ、各CKでの研修・交流を通じ、更なる地域内の医療・介護施設の「食事箋の統一」から、「治療食・介護食・形態（嚥下）食」

等や「栄養サマリー（要約書）」まで、新しい経営情報を提供できれば幸いです。

平成 25 年 2 月

一般社団法人　日本医療福祉セントラルキッチン協会・顧問
日本給食経営管理学会・顧問
（株）フード・マネジメント研究所・代表取締役所長

定　司　哲　夫

目　　次

第1章　医療・介護における食事サービスと環境 … 1

1.1　医療・介護分野における環境の変化 … 1
1.2　食事をめぐる課題と対応 … 3
　　(1)　病院・介護施設 … 3
　　(2)　高齢者と一人暮らしの食事 … 4
　　(3)　将来の医療・介護サービスイメージ … 5
1.3　アウトソーシングとセントラルキッチン … 6
1.4　セントラルキッチン事業 … 6
　　(1)　セントラルキッチン（院外調理加工施設）誕生の経緯 … 7
　　(2)　院外調理認可までの経緯と背景 … 8
　　(3)　施策の変遷と2006年改定の影響 … 8
1.5　食の安全性への関心 … 9
1.6　セントラルキッチンと医療・介護保険適用 … 9
1.7　病院・介護経営者から見た選択 … 10
　1.7.1　直営・委託・セントラルキッチンの比較 … 10
　1.7.2　セントラルキッチンへの期待 … 11

第2章　医療・介護法人経営とセントラルキッチン事業の検討 … 12

2.1　病院給食経営の課題 … 12
　2.1.1　診療報酬改定 … 13
　2.1.2　DPCと原価計算 … 13
　2.1.3　新しい経営管理手法BSCの導入 … 15
2.2　介護施設の給食経営問題 … 15
2.3　厨房施設に共通する課題と改善 … 18
　2.3.1　クックサーブ方式の限界 … 18
　2.3.2　医療経営者の認識向上が必須 … 19
　2.3.3　給食運営の課題 … 19

2.3.4　食事提供マネージメント（チェックポイント） ……………………20
2.4　給食部門の経営・業務分析 ……………………………………………………20
　2.4.1　経 営 分 析 ……………………………………………………………20
　2.4.2　サテライトキッチンのFL比率 ………………………………………22
　2.4.3　厨房環境と作業分析 ……………………………………………………22
　　(1)　厨 房 環 境 …………………………………………………………22
　　(2)　労 働 環 境 …………………………………………………………23
　　(3)　作業の調査・分析 …………………………………………………23
　　(4)　管理運営の調査・分析 ……………………………………………24
2.5　セントラルキッチン事業の検討 ………………………………………………24
2.6　医療・介護法人のセントラルキッチン建設における留意点 ………………25
　2.6.1　セントラルキッチン建設 ………………………………………………25
　2.6.2　セントラルキッチン化のメリット ……………………………………26
　　(1)　具体的なセントラルキッチン化のメリット ……………………26
　　(2)　具体的なサテライトキッチンのメリット ………………………26
　2.6.3　セントラルキッチン・サテライトキッチン事業化の留意点 ………27
　　(1)　セントラルキッチンの留意点 ……………………………………27
　　(2)　サテライトキッチンの留意点 ……………………………………27
　2.6.4　セントラルキッチン・サテライトキッチン人員配置の留意点 ……28
　2.6.5　セントラルキッチン建設と経営実態把握 ……………………………29
　　(1)　セントラルキッチン建設と経営診断 ……………………………29
　　(2)　財務的判断の考え方 ………………………………………………30
　　(3)　セントラルキッチン化による副次的な経営効果 ………………31

第3章　セントラルキッチン建設と事業計画 ……………………………34

3.1　セントラルキッチン建設における準備事項 …………………………………34
　3.1.1　セントラルキッチン建設の背景と目的 ………………………………34
　3.1.2　セントラルキッチン建設の計画手順と準備事項 ……………………35
　　(1)　セントラルキッチン建設の準備・検討事項 ……………………35
　　(2)　セントラルキッチン建設準備事項の概要 ………………………36
3.2　セントラルキッチン事業化のパターン事例 …………………………………40
3.3　セントラルキッチン事業化の事例 ……………………………………………41
3.4　事業計画の基本的コンセプト …………………………………………………43

3.4.1　事業計画書作成 ……………………………………………………43
　　3.4.2　事業計画書作成の解説 ……………………………………………43
　　　(1)　事業計画策定の必要事項 …………………………………………43
　　　(2)　セントラルキッチン初期投資の留意点 …………………………43
　　　(3)　設備投資の考え方 …………………………………………………48
　　　(4)　資　金　調　達 ……………………………………………………49
　　　(5)　設備投資と回収計画の考え方 ……………………………………50
　　　(6)　損益計算書作成 ……………………………………………………52
　　　(7)　材料費・人件費・経費の算出と考え方 …………………………52
　　　(8)　損益分岐点管理 ……………………………………………………53
　　　(9)　キャッシュフロー計算書 …………………………………………54

第4章　セントラルキッチン・サテライトキッチンの基本システムと衛生管理 …56

4.1　従来の調理から配膳までの方法と新調理システム ……………………56
4.2　セントラルキッチンのシステム …………………………………………59
4.3　サテライトキッチンのシステム …………………………………………60
4.4　セントラルキッチンの衛生管理 …………………………………………61
4.5　衛生管理システムの構築 …………………………………………………61
4.6　高度衛生管理の継続と向上 ………………………………………………68
4.7　品　質　管　理 ……………………………………………………………69

第5章　セントラルキッチン・サテライトキッチンの設計・建設時の業務 ……72

5.1　厨房設備計画検討フローについて ………………………………………72
　　(1)　施設概要の整理 ………………………………………………………73
　　(2)　食事提供方法 …………………………………………………………73
　　(3)　建　築　計　画 ………………………………………………………75
　　(4)　厨房運営計画 …………………………………………………………76
　　(5)　動　線　計　画 ………………………………………………………78
　　(6)　清　潔　管　理 ………………………………………………………78
　　(7)　タイムスケジュール、スタッフ数の算定 …………………………81
　　(8)　建築・設備与条件の整理 ……………………………………………81
　　(9)　各エリアコーナー対策 ………………………………………………83

　　　　(10) 厨房機器リストアップ ……………………………………………… 90
　　　　(11) プランの作成 ………………………………………………………… 90
　　　　(12) 厨房基本設計図 ……………………………………………………… 91
　5.2 厨房計画（実施設計・施工関連事項）………………………………………… 92
　　　　(1) 設計・建設会社の選定・決定 …………………………………………… 92
　　　　(2) 設計建設工程表作成・関係法令 ………………………………………… 92
　　　　(3) 厨房施工会社の選定について（CK、SK の施工事例の見学確認）………… 93
　5.3 内装・設備工事と仕様 ………………………………………………………… 93
　　5.3.1 厨房内装（床・壁・天井、間仕切り壁等）……………………………… 93
　　　　(1) 床（仕上げ材料、床勾配）……………………………………………… 93
　　　　(2) 壁（下地材料・仕上げ材料）…………………………………………… 94
　　　　(3) 天　　井 ………………………………………………………………… 94
　　5.3.2 ドライシステム（キープドライ）………………………………………… 95
　　5.3.3 照明・換気・空調・電気・衛生設備（ガス・給排水）汚物処理 ……… 95
　　　　(1) 照　　明 ………………………………………………………………… 95
　　　　(2) 換 気 設 備 ……………………………………………………………… 96
　　　　(3) 空 調 設 備 ……………………………………………………………… 96
　　　　(4) 電 気 設 備 ……………………………………………………………… 97
　　　　(5) ガ ス 設 備 ……………………………………………………………… 97
　　　　(6) 給排水衛生設備 ………………………………………………………… 97
　　5.3.4 防虫・建物外部の整備・配送車の洗浄 …………………………………… 99
　　5.3.5 将来の生産力増強・施設拡張の考え方 …………………………………… 99
　　　　(1) ポイント-1（当初より想定する方式）………………………………… 99
　　　　(2) ポイント-2（増設する方式）………………………………………… 100

第 6 章　創業時までに必要な実務者の事前準備 ……………………………… 102

　6.1 管 理 業 務 ……………………………………………………………………… 102
　　6.1.1 創業時の組織・職務権限・各種規定 ……………………………………… 102
　　　　(1) 創業時のセントラルキッチン組織 …………………………………… 102
　　　　(2) 職 務 権 限 ……………………………………………………………… 102
　　　　(3) 各種規定の作成 ………………………………………………………… 103
　　6.1.2 セントラルキッチンとサテライトキッチンの各種システム …………… 104
　　　　(1) セントラルキッチンとサテライトキッチンの業務区分に基づく整備 …… 104

		(2)　セントラルキッチン・サテライトキッチンの各種システムの整備 ……… 106
		(3)　食事の生産に関わる各種作業システム …………………………………… 108
	6.1.3	契約書・見積書のひな型の作成 ………………………………………………… 110
	6.1.4	セントラルキッチン・サテライトキッチンの図面チェック・ 運営マニュアル作成 ………………………………………………………………… 111
		(1)　建物設備の検証チェック …………………………………………………… 111
		(2)　厨房設備・機器の検証チェック ………………………………………… 111
		(3)　セントラルキッチン・サテライトキッチンの各種マニュアルの整備 …… 112
	6.1.5	セントラルキッチン従業員の確保 …………………………………………… 112
6.2	専門職業務 ……………………………………………………………………………… 117
	6.2.1	約束食事箋・栄養サマリーの標準化と食数 ………………………………… 117
	6.2.2	メニュー・レシピ（行事食・イベント食等）作成 ………………………… 117
	6.2.3	食材の品質規格・価格（業者選定）、在庫管理 …………………………… 119
	6.2.4	調理システムと試作・試食 ……………………………………………………… 121
	6.2.5	各作業工程マニュアル作成・シミュレーション（研修・人的配置・ 配送）…………………………………………………………………………………… 126
	6.2.6	生　産　計　画 ……………………………………………………………………… 127
	6.2.7	器具類の選定について ……………………………………………………………… 128
	6.2.8	配送システム ………………………………………………………………………… 129
	6.2.9	食事提供システム …………………………………………………………………… 129
	6.2.10	給食管理ソフト …………………………………………………………………… 129
	6.2.11	リスク管理対応（災害時対応含む）………………………………………… 131
		(1)　異　物　混　入 ……………………………………………………………… 131
		(2)　食　中　毒 …………………………………………………………………… 132
		(3)　配送時の事故 ………………………………………………………………… 132
		(4)　各　種　災　害 ……………………………………………………………… 133

第7章　運営及び立ち上げ時の業務 ………………………………………………… 134

7.1	セントラルキッチン・サテライトキッチンの運営マニュアルと シミュレーション ……………………………………………………………………… 134
	7.1.1　管理・監督業務 ………………………………………………………………… 134
	7.1.2　長期療養者食生活支援マニュアルの統一「栄養サマリー（要約）」 の作成業務 ……………………………………………………………………… 134

7.1.3	顧客クレーム管理業務（対処と是正処置）	135
7.1.4	事故・災害時対応	137
7.1.5	関係官庁の届出と検査	137
7.1.6	従業員の研修教育ならびに労務管理	140
(1)	従業員の研修教育	140
(2)	人事・労務管理	140
7.1.7	その他専門業務のサポート	141
7.2	顧客管理業務	142
7.2.1	顧客管理台帳作成	142
7.2.2	顧客満足度調査（検食簿・アンケート・聞き取り調査）	142
7.2.3	給食委員会の設置	146
7.2.4	サテライトキッチン巡回指導	147
(1)	事業所支援	148
(2)	採算管理	148
(3)	施設管理・衛生管理	148
(4)	専門指導管理	148
7.3	経理管理業務と分析	148
7.3.1	経理公開の視点	148
(1)	分かりやすい決算書	149
(2)	セントラルキッチン、サテライトキッチンの損益計算（収支決算）	149
(3)	分権管理	150
(4)	予算管理と目標達成	150
7.3.2	顧客別の契約内容	150
7.4	配送管理業務	151

第8章　セントラルキッチン及びサテライトの事例　153

8.1	みやぎセントラルキッチンとサテライト	153
8.1.1	建設を決定するまでの経緯	153
8.1.2	準備の過程	154
8.1.3	生産計画とシステム・厨房設計の概要	155
8.1.4	今後、計画する人たちへの助言	155
8.1.5	サテライトについて	157
8.2	ベルキッチンとサテライト	158

8.2.1　建設を決定するまでの経緯 …………………………………………… 159
　　8.2.2　準備の過程と生産開始後の進化 ………………………………………… 159
　　8.2.3　設計の概要 ………………………………………………………………… 162
　　8.2.4　各域面積とレイアウトについて ………………………………………… 164
　　8.2.5　今後、計画する人たちへの助言 ………………………………………… 164
　　8.2.6　配送およびサテライトについて ………………………………………… 166
　　8.2.7　絶え間なき進展を目指して ……………………………………………… 166
　　　(1)　安全性の維持・向上 …………………………………………………… 166
　　　(2)　患者・入所者のニーズに対応した質の高い食事を提供するための
　　　　　 取り組み ………………………………………………………………… 167
　　　(3)　効率化とコストダウンへの取り組み ………………………………… 168
8.3　きよたセントラルキッチンとサテライト ………………………………………… 169
　　8.3.1　建設を決定するまでの経緯 ……………………………………………… 169
　　8.3.2　準備の過程 ………………………………………………………………… 170
　　8.3.3　設計の概要 ………………………………………………………………… 170
　　8.3.4　各域面積とレイアウト …………………………………………………… 170
　　8.3.5　今後、計画する人たちへの助言 ………………………………………… 170
　　8.3.6　配送およびサテライトについて ………………………………………… 170
8.4　ヨーロッパの医療福祉分野のセントラルプロダクションユニット …………… 174

あとがき ………………………………………………………………………………… 177
資料　日本医療福祉セントラルキッチン協会 ………………………………………… 179

第1章　医療・介護における食事サービスと環境

1.1　医療・介護分野における環境の変化

　我が国では世界でも例を見ない高齢化が進行しており、団塊の世代が75歳を迎える2025年にピークが訪れようとしている。総務省統計局では、2012年9月15日現在65歳以上の「高齢者」人口は推計3,074万人で総人口の24.1％を占め、70歳以上2,256万人（総人口の17.7％）、80歳以上は893万人（総人口の7.0％）と発表している。65歳以上の高齢者の割合が7％を超えると「高齢化社会」といい、その2倍14％を超えると「高齢社会」、さらに3倍の21％を超えると「超高齢社会」と呼ぶようになったのは、1956年の国連カイロ会議とされている。日本は他の欧米諸国などに比べて急速に「高齢化社会」から「超高齢社会」に移行した。

　これに伴い高齢者人口増による医療費増加、そして介護を必要とする高齢者や認知症高齢者などの介護費が増加傾向をたどることになる。健康人口では、夫婦または一人暮らしの高齢者世帯と、都市部においても増え続ける高齢者（**図1.1**）に対応して、様々な所得層にこたえる有料老人ホームやサービス付高齢者向け住宅の建設が進みつつある。今後10数年間、このような増加に対応する医療と介護の受け皿だけでなく、国全体としての「超高齢社会」の住まいの問題、大都市特有の団地の高齢化、半数以上が高齢者の「限界集落」、それに伴う孤独死の増加などに対応する、介護サービス、住宅計画および、各々の地域を包括するケアと食事提供を含む様々なサービスの基盤を構築していくことが求められている。

　また、医療を取り巻く環境は、医療技術の進歩および医療提供の場が多様化するとともに、医療が介護施設および在宅へとシフトされて、病を抱えながら家庭で生活する人々が増えている。この患者とその家族の生活を支援していく「医療と介護そして地域支援ネットワーク」の体制が必要になっている。

　今後具体化する新たな医療計画に即した医療介護連携体制の構築や、在宅での療養生活を支える地域ケア体制の整備などの医療・介護制度の改定も視野に入れた、医療・介護・地域ネットワークを支える事業を検討することが「医療・介護施設法人」の重要な役割と考える。

　社会保障制度では「医療から介護にシフトするシナリオ」が政府から示されている（**表1.1**参照）。このシナリオでは、これまでより明確に医療と介護の連携強化が打ち出され、

図 1.1　高齢化の推移と将来推計

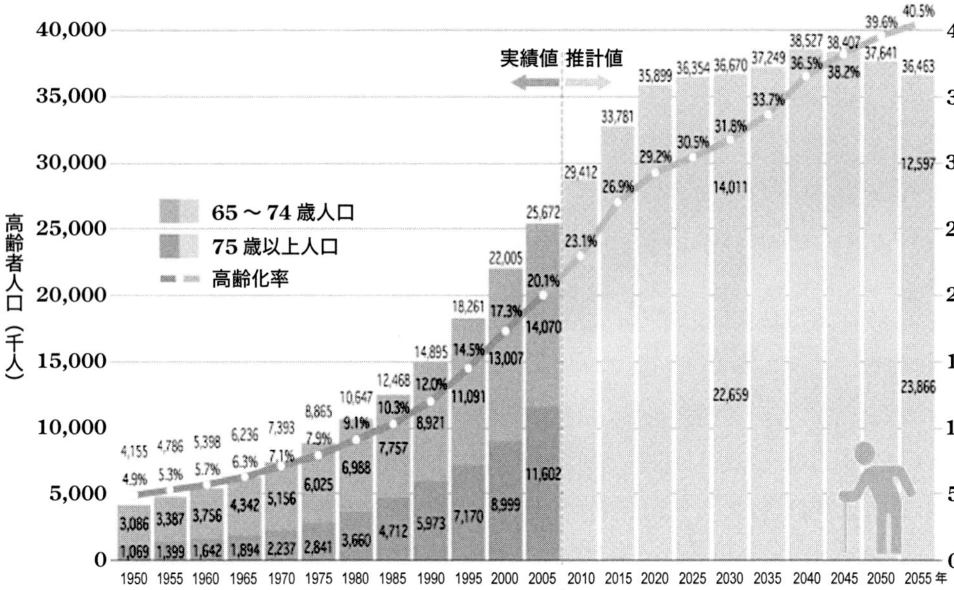

出所：国立社会保障・人口問題研究所「日本の将来推計人口」（平成18年12月推計）より

高齢者世帯将来推計

（万世帯）

	2010年	2015年	2020年	2025年
一般世帯	5,014	5,048	5,027	4,964
世帯主が65歳以上	1,541	1,762	1,847	1,843
単　　独	471	566	635	680
単独比率	30.6%	32.2%	34.4%	36.9%
夫婦のみ	542	614	631	609
夫婦のみ比率	35.1%	34.8%	34.2%	33.1%

出所：国立社会保障・人口問題研究所（抜粋）

　病院の病床数を縮減し、慢性期や終末期の患者は、介護施設・在宅へとシフトする方向を示している。

　医療の方向性としては、急性期、リハビリ期、長期療養、精神医療など「病床の機能分化・機能強化」が盛り込まれており、平均在院日数の短縮が掲げられ、施設から在宅・地域への流れを実現する在宅医療の推進を示すものになっている。

　経済産業省「医療、介護周辺サービス産業創出事業成果報告」においても、医療、介護機関と民間事業者が連携し、公的保険では対応できない周辺サービス（運動指導・栄養指導・配食・家事援助）を提供することを重要としている。

表 1.1　医療・介護サービス提供体制（ベッド数）の改革シナリオ

		平成24（2012）年度	平成37（2025）年度
【医療】	病床数、平均在院日数	109万床、19〜20日程度	【高度急性期】　22万棟　15〜16日程度 【一般急性期】　46万床　9日程度 【亜急性期等】　35万床　60日程度
	医師数	29万人	32〜33万人
	看護職員数	145万	196〜206万人
	在宅医療等（1日あたり）	17万人分	29万人分
【介護】	利用者数	452万人	657万人（1.5倍） ・介護予防・重度化予防により全体として3％減 ・入院の減少（介護への移行）：14万人増
	在宅介護 　うち小規模多機能 　うち定期巡回・随時対応型サービス	320万人分 5万人 －	463万人分（1.4倍） 40万人分（7.6倍） 15万人分（－）
	居住系サービス 　特定施設 　グループホーム	33万人分 16万人分 17万人分	62万人分（1.9倍） 24万人分（1.5倍） 37万人分（2.2倍）
	介護施設 　特養 　老健（＋介護療養）	98万人分 52万人分（うちユニット13万人（26％）） 47万人分（うちユニット2万人（4％））	133万人分（1.4倍） 73万人分（1.4倍）（うちユニット51万人分（70％）） 60万人分（1.3倍）（うちユニット30万人分（50％））
	介護職員	149万人	237万人から249万人
	訪問看護（1日あたり）	31万人分	51万人分

出所：『社会保障・税一体改革で目指す将来像』（平成24年1月6日、厚生労働大臣提出資料）

1.2　食事をめぐる課題と対応

(1)　病院・介護施設

　病院運営の基本理念は、「患者さんが主人公」であり、栄養部門においてもこの基本理念に基づいた患者の権利を尊重し、患者ニーズの多様化や高度化に対応した質的なサービスの向上にこたえることが必要になっている。具体的には、患者満足度・患者サービスの向上（適時適温、選択食、個別対応）、高い安全性が確保された食事作り、チーム医療による栄養管理など、病院の収入が減っても対応しなければならない様々な課題を意味することになる。

　しかしながら、サービスの質的向上を求められれば費用が増大することは不可避であり、栄養管理部門の「あるべき姿勢と現実の矛盾」が提起され、医師、経営者、栄養部門にはマネージメントの難しさと運営変革が求められるものである。

　医療は急性期医療に特化され、食事は経管栄養・経静脈栄養などが増加し、個別対応・食事形態も多様となり、ますます煩雑化する傾向になっている。病院では、献立をできるだけ複雑にせず、約束食事箋の統一と食種を少なくすることが重要課題となっている。

　食事は医療・介護の一環であり、病院食は患者の体力を回復させ、入院日数を短縮する役割を果たしている。温かく、おいしい食事を食べることができれば、患者・利用者のQOL（生活の質）は向上し、回復に要する時間も短くなる。

高齢化が進む日本で、経管栄養、経静脈栄養などの増加と共に形態食とも呼ばれる介護食の提供も増えつつある。

高齢者以外にも咀嚼（噛むこと）や嚥下（飲み込むこと）に障害のある人、口内炎や歯の治療などで硬いものが一時的に食べづらくなった人にも嚥下食が用いられ、栄養管理部門の役割は多様化を増し、病院給食と介護食の品質向上とフードサービスの向上は重要になっている。

介護施設では、慢性期や終末期の利用者が増加する傾向になると思われ、治療食や嚥下食（形態食）、やわらか食等、高齢者対応の栄養サマリー（要約）等の食事要求がますます強まっている。

(2) 高齢者と一人暮らしの食事

図 1.2 に見られるように、2025 年には、高齢者世帯の約 7 割近くを一人暮らし・高齢者夫婦のみの世帯が占めると見込まれている。中でも一人暮らし世帯の増加が著しく、約 680 万世帯（約 37％）に達すると見込まれる。

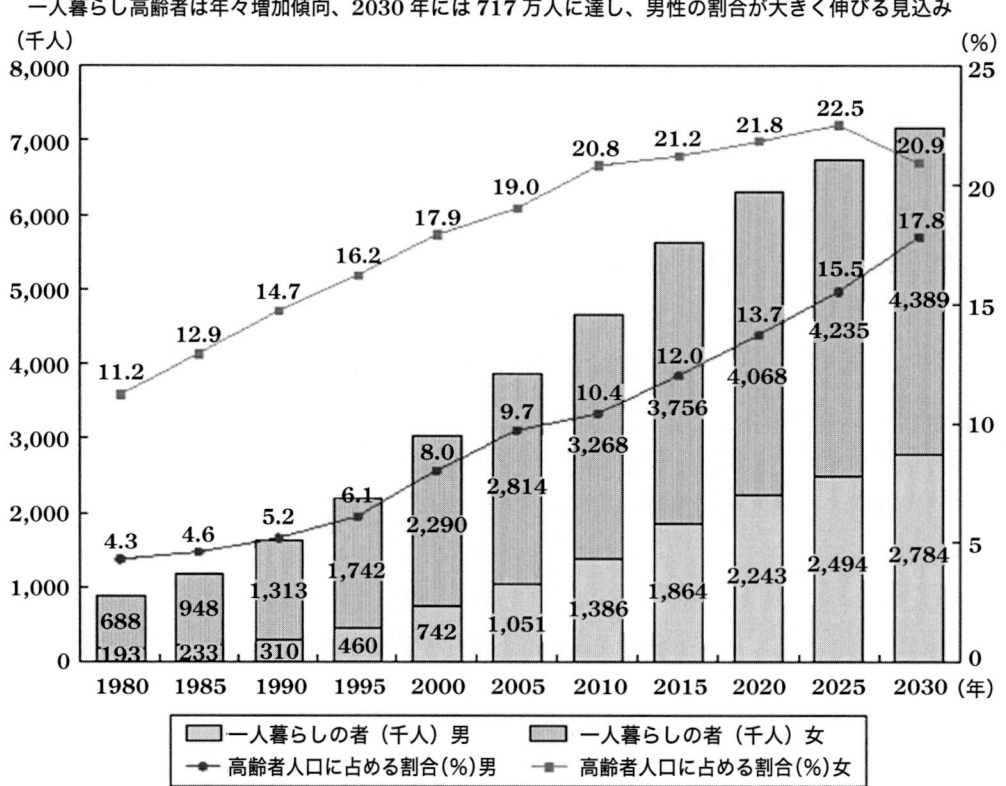

図 1.2　高齢者の一人暮らしの動向

一人暮らし高齢者は年々増加傾向、2030 年には 717 万人に達し、男性の割合が大きく伸びる見込み

内閣府「平成 20 年版高齢社会白書」により作成

また、高齢者人口ばかりではなく既婚女性のさらなる社会進出や単身者の増加、生涯未婚比率の増大が見込まれる。

男性の一人暮らしの高齢者の伸び率は、2010年から2030年で2倍以上になることが予想され、在宅配食や惣菜販売などの利用者層の市場が広がることが推測される。今のところ、民間の在宅配食サービスについては、採算面では厳しいものの、外食産業や流通小売業、生協などの全国的な参入が続いており、その他の企業も地域との連携や事業協力により参入を模索し、競合は激化しながら、在宅配食サービス市場は拡大していくと予測する。

介護が必要になる在宅高齢者ばかりでなく、元気な高齢者も増加することから、街の一角でサロン的に集まって食事ができる環境や（介護施設併設のレストラン展開など）、町内の集会所、コミュニティセンターを活用してグループで食事を楽しめる環境整備をするなど、豊かな地域的交流を含めた多彩な形態での食事サービスの工夫が必要になってくる。

(3) 将来の医療・介護サービスイメージ

図1.3が示すように、団塊の世代がピークを迎える2025年を想定し、基本的に「できる限り住み慣れた地域で暮らし続ける」ことを柱に、高齢社会を支える仕組みをイメージし構想が作られている。

この構想では、地域包括ケアが推進され、地域に密着した、グループホームや小規模多機能施設を増加するプランである。施設には食事提供は欠かせないものであり、セントラ

図1.3 地域医療・介護サービスの充実および地域の姿のイメージ

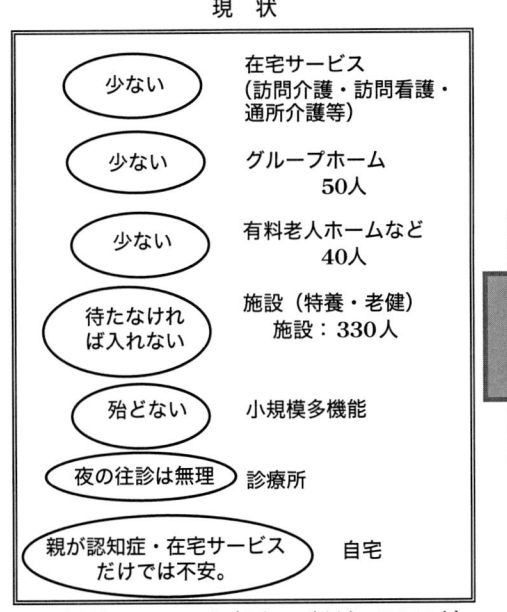
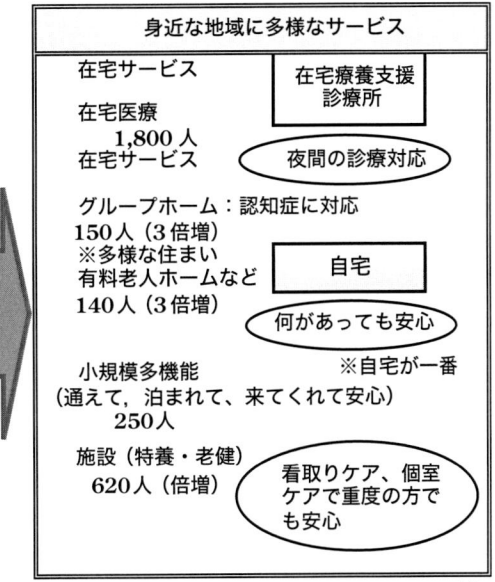

出所：社会保障国民会議最終報告「付属資料」より編集

ルキッチン（CK）の計画では食を通じた街づくりの視点を持ち、医療・介護・在宅を包括した「食事提供サービス」の構想を作り具体化することが必要になるであろう。

1.3 アウトソーシングとセントラルキッチン

日本メディカル給食協会の報告によれば、「病院給食のフードサービス業務」を直営からアウトソーシング（外注、外製）へ転換する病院が増えて、患者給食の外部委託率は2000年ぐらいまでは上昇を続けており44.5％に達した。日本メディカル給食協会の資料では、登録受託施設数、病床数とも図1.4に見られるように増加している。

患者給食を手がける企業の多くは、医療施設以外に福祉施設からも受託をしており、受託総数に占める内訳をみると、病院の比率は減り、代わって介護施設（特養、老健）の比率が増えている。

病院給食部門の役割には、①病院食の調理と提供（サービス）、②各々の患者の治療に合致した栄養指導などがある。2006年の診療報酬改定では、「栄養指導などの栄養管理」と「フードサービスと言われる給食管理」に区分され、栄養管理は管理栄養士が行い、フードサービスについては患者要求をさらに取り入れ、サービスを事業化・委託化・外部化へけん引する方向性もうかがわれる。

医療法人、社会福祉法人が置かれている厳しい経営環境下では、給食部門にとってもアウトソーシングは避けて通れない流れであり、結果としてアウトソーシングしなかったとしても法人として一度は検討しなければならない課題であろう。

アウトソーシングとは、業務の一部または全体を外部に委託することである。目的はコストダウン、品質の向上、人材の確保、「外部資源の有効活用」であり専門的なプロの能力をパートナーとして活用することである。院外調理が許されている現在では、大規模な法人グループであればもう1つの選択肢としてグループ内でCKを建設して食事供給するという方法を選択することもできる。同一グループ内の施設ならびに近隣の病院や介護施設、さらには在宅への配食ビジネスを展開することも視野に入れれば給食部門の独立採算に近づくだけでなく、地域を対象とする医療関連サービスにつながる可能性も大きいと言えるであろう。

1.4 セントラルキッチン事業

近年、複数の病院や高齢者施設を有するグループ法人では、給食経営改善と食事サービスの改善を中心に、CKの検討が急速に進み、医療福祉関連のCKが2003年度で10か所程度であったのが、2011年度では（大小あるが）50か所と緩やかではあるが着実に増加

図 1.4 年次別登録受託施設数・病床数の推移

年次別登録受託施設数の推移

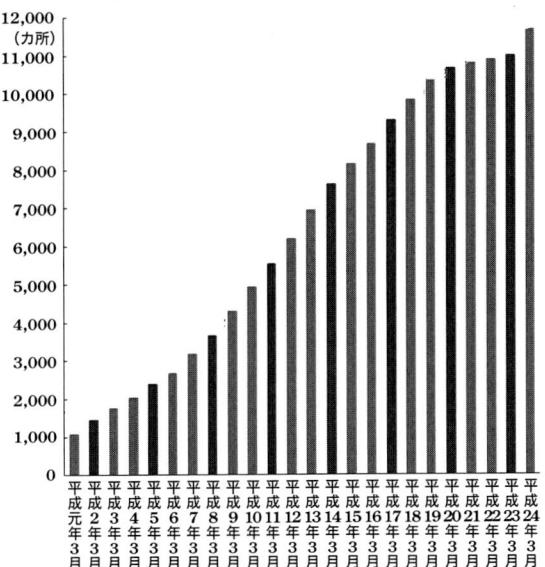

年次別登録受託病床数の推移

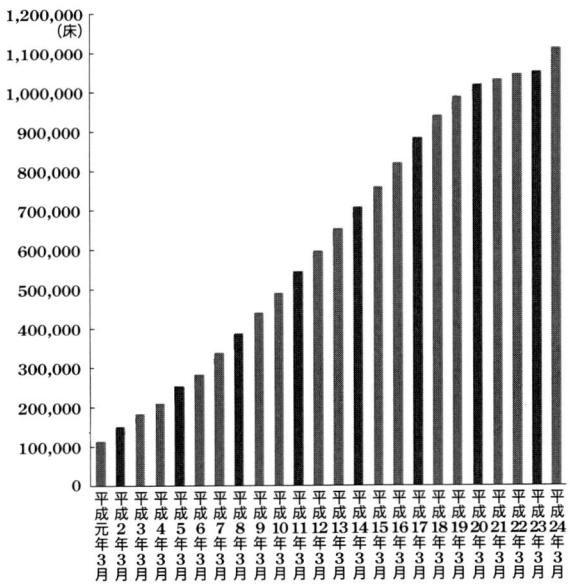

「日本メディカル給食協会」資料より（一部改変）

している。

(1) セントラルキッチン（院外調理加工施設）誕生の経緯

　病院の患者給食は、これまで戦後50年余り、調理から配膳までのすべてを衛生面での配慮が行き届いた病院内の施設で行うことが原則とされ、病院外の調理加工施設（CK）を使用する院外調理については、主として搬送に関わる衛生面での問題から原則としてこ

れを禁じていた。

昨今の調理加工技術の進歩、衛生管理技術の向上により、またクックチル等の新しい調理方式の登場によって、病院外の調理加工施設であっても適切な衛生管理が行われているところが出現するようになった。

栄養面のみならず、衛生面でも安全性が保てる見通しとなったことから、1996年（平成8年）3月26日に医療法施行規則の一部が改正され、病院における患者への食事の提供の業務のうち、調理についても病院外において実施できることとなった。

これが「院外調理」とよばれ、病院や高齢者施設を主とした食事サービスの集中調理施設（セントラルキッチン）が誕生した。

なお、これは政府の規制緩和推進計画（平成7年3月31日閣議決定）に基づく措置でもある。

(2) 院外調理認可までの経緯と背景

【病院・介護施設の給食に関わる主な施策の変遷】
- 1950年　完全給食制度を策定
- 1958年　基準給食制度を導入
- 1961年　特別治療食加算を認定
- 1987年　病院給食業務の外部委託化が認められる
- 1992年　適時適温提供の特別管理加算を認定
- 1994年　食堂加算、選択メニュー加算認定
- 1994年10月　基準給食を入院時食事療養費に改編。患者の一部自己負担導入。入院栄養食事指導料・在宅食事指導料を新設
- 1996年　患者給食の院外調理が認められた「院外調理加工施設⇒CK」
- 1997年　消費税3%→5%に引上げ（給食経営大幅負担増）
- 1998年　高血圧食が特別食加算から外される
- 2005年10月　介護保険施設"食事代全額自己負担"
- 2006年4月　入院時食事療養費改定「食事療養費大幅減額…栄養管理加算新設（2012年4月改定で廃止）」
- 2010年　栄養サポートチーム（NST）加算を認定

1996年に院外調理が認められたことで、CK建設が可能となり、クックチルを中心とする新調理システムの安全性が広く認知されたことなどから、CK建設が推進された。

(3) 施策の変遷と2006年改定の影響

上記、病院・介護施設の給食に関わる主な施策の変遷をみても明らかであるが、1994

年あたりまでは、診療報酬点数の加算もつき上向きになっていた。しかし、日本経済の悪化にともない、1997年に消費税が5％に引き上げられた以降は、患者食については1998年に高血圧食が特別食加算から外され、2005年10月からは介護保険施設の食事代が全額自己負担になった。これに追い討ちをかけるように、2006年4月の診療報酬改定は、病院給食経営を大きく圧迫するものとなった。

2006年4月の診療報酬改定は、▲3.16％（診療報酬本体▲1.36％、薬価等▲1.8％）として、食事提供および栄養治療・指導では、17〜18％の引下げとなり、一般的に100床当たりで年間1,000万円ほどの減収となった。

この制度改定が、病院や介護施設の給食経営悪化に拍車をかけると同時に、この給食経営危機を脱する経営改善への取り組みが強まった。

1.5　食の安全性への関心

近年、2000年6月に発生した加工乳による食中毒事件、2002年1月に発覚した食肉に関する不当な原産国表示事件（いわゆる牛肉偽装事件）、さらには産地偽装や期限表示の改ざん等の食品の不適正表示、農薬等の残留基準値を超過した農水産物の流通、輸入食品等の広域流通食品による健康被害の発生、非食用事故米の食用への転用など、食を巡るさまざまな事件が相次いで発生している。一方、HACCP、ISO 22000の認証取得で、安全対応、環境対応の志向が強まり、「食の安全」あるいは「食の安全・安心」といった表現も頻繁に見られるようになり、食の安全確保に関心が高まっている。

医療・介護分野の給食の安全性についても年々関係者の間では関心が高まり、また食事サービスを受ける側からの要求も高まっている。建て替えや新築される大病院では患者食厨房の衛生管理はHACCPを取り入れることが当然のこととなり、高齢者施設の厨房においてもHACCP導入は珍しくなくなっている。一方、欧州の病院、高齢者施設ではフードサービスにHACCP導入が義務化されている国は多く、少しずつではあるが我が国もそれらの水準に近づいていると言えるであろう。

1.6　セントラルキッチンと医療・介護保険適用

病院に提供される食事は、1996年4月からCK（院外調理）を活用した場合でも入院時食事療養費等の請求をすることができるようになった。ただし、後述するように、衛生面での安全性を確保するため、院外調理においては、原則としてクックチルまたはクックフリーズなどに限ることとした。

現在、介護保険での給食費は全額自己負担であり保険給付はないが、給食に関する制度

対応は、医療保険制度（院外調理を含む）を踏襲するものである。

CKからサテライトキッチン（SK）に食材のみ提供する際は、SKの保健所届出は「直営給食施設」となる。SKは、CKから食材のみ仕入れたことになり、SK施設で調理（再加熱も調理）したとの判断である。

小規模の病院や高齢者施設では、CKから調理済み食品を購入し、一切の下処理、加熱調理をなくして自法人の調理スタッフで盛付け・配膳するところもあり、柔軟なCKの活用法といえる。

1.7　病院・介護経営者から見た選択

1.7.1　直営・委託・セントラルキッチンの比較

表1.2は推測的資料であるが、これは、病院・介護経営者として経営的な側面から見た場合、直営を100として委託とCK活用のSKを比較した。直営と委託との違いは、委託では人件費（委託料）の削減と人事管理の煩わしさを回避できるなどの多少のメリットがあるが、設備投資などは直営同様に必要でありほとんど差はなく、介護施設などでは収入が低く採算割れの恐れがある。一方、CK活用のSKでは、調理済みの料理が配食されることから、調理する厨房機器が大幅に削減され土地・建屋（厨房スペース）・空調設備などが削減できる。当然、作業も盛付けや洗浄が中心となり専門的な要員も低減でき、作業は平準化され人件費は低減される。ランニングコストについては、水道光熱費などが削減でき、単純な試算であるが経営者としてはCK活用が経営面で優位なものと考えられる。

この費用比較表の検討以外に、契約額（食事提供料や配送費など）がどのようになるか

表1.2　推測：サテライト費用比較（直営を100として）

サテライト経費	院内調理 直営	院内調理 委託	院外調理 CK活用
厨房建設・土地・建物・空調設備	100	100	30〜70
厨房機器	100	100	30〜70
人件費	100	直営管理 10〜15 ／ 委託 75〜80	30〜40
材料費	100	80	90
配送料	0	0	5
委託料	0	75〜80（委託人件費）	0
水道光熱費・ゴミ代	100	100	30〜60
合　計	500	480〜485	215〜325

厨房機器は、病院と介護施設・病床数（規模）・配食システムなどによって異なる。

など、十分検討することが必要である。

1.7.2　セントラルキッチンへの期待

(1)　CKは調理業務を集中して行うことにより、大量調理メリットを追求することができる。SKでは、厨房面積を縮小でき、作業軽減と厨房設備のイニシャルコスト、ランニングコストを削減することができることから、経済的メリットが追求できる。

(2)　大量調理で使用する食材を集中して仕入れることによるコスト節減ができ、産地から流通段階を通しての履歴を明確にできるトレーサビリティなど、食材の安全性を担保するシステム（調達・加工・生産・流通などの履歴情報）が構築できる。

(3)　クックチルで調理された食事は、5日間の賞味期限があり幅の広い事業展開が可能となる。

(4)　SK作業が平準化および標準化され、労働が効率的になり人件費低減効果が期待できる。

(5)　労働の効率化は労働条件の改善につながり、職員の長時間労働（残業）の短縮、休日の増加、早朝・夜間労働の低減などの労働環境と待遇改善を図るための手段になる。

(6)　医療または介護の法人では、患者サービスの向上のみならず、経営および衛生環境の改善と業務の効率化が課題になっており、CK活用で改善が期待できる。

(7)　高齢社会でのCKへの期待は、既存の病院や介護施設はもちろん、介護サービス付き高齢者住宅・デイサービス、在宅配食など、高齢者対応の食事提供である。今後、CKから直接在宅配食するのではなく、地域と結びつきが強いSKを「配食ステーション」とし、SKから在宅配食を行うなど、事業展開として大いに期待できる。

(8)　病院・介護施設では高齢化に伴い個別対応が増えている。過多な個別対応と少量多品種に対応できる調理能力（クックサーブも含めた）がなければ、SKの顧客満足は得られない。個別対応にも十分対応できるCKシステムと新調理システム導入で大きく改善が期待できる。

(9)　CKとSKが日々協力し合い、顧客満足度を上げることを中心にブラッシュアップすることで前進することが期待できる。

（吉田　雄次）

第2章　医療・介護法人経営とセントラルキッチン事業の検討

2.1　病院給食経営の課題

　病院の給食部門が直面する課題は、収入減で大幅な赤字になっていることである。この課題を改善するには、直接的に効果が出る人件費を中心とするコスト削減を模索するところであるが、反面、コスト増の要因となる適温提供、選択食、個別対応など患者サービスの向上、患者食の高度な安全性の確保が求められていることも認識しておかなければならない。

　また、急性期、回復期リハビリテーション、療養型などに特化されることにより、経管栄養・経静脈栄養などが増加し、個別および形態食対応などを加えて調理現場の仕事は多様になり、より煩雑化する傾向である。慢性期、終末期の患者が増加している療養型では嚥下食、軟食といった介護食への要求も増大し調理の負荷が増えている。

　栄養管理の視点からは病態別栄養管理から成分別栄養管理へという方向性となっており、患者の栄養管理改善を目指した調査と研究が必要となっている。また、約束食事箋を統一し食種を少なくすることで、調理作業を効率化する課題が提起されている。

　病院給食の問題として、①メニュー構成が複雑で、食種が過多である。②クックサーブでは、盛付けや配膳に時間がかかり過ぎ、適温で提供できない。③サービス業としての意識が希薄であるなど、指摘される事例が多い。

　課題としては、①個別・選択メニューの多様な食事形態への対応、②品質の安定性（味・温度・時間・分量）があり、サービス業としての病院経営では、相対的に「患者満足度の向上」が重要となっている。

　これらの改善には、クックチルを中心とする新調理システムを導入してハード（再加熱機器など）とソフト（衛生管理および運営方法）をうまく組み合わせたシステムを構築することを勧めたい。

　なお、セントラルキッチン（CK）を活用することで、システム化が楽に進むので、サービス改善が期待でき、サテライト厨房（病院・介護施設の厨房）は軽設備となり、喫食者の顧客満足はもちろんのこと、円滑な運営と採算性の改善が見込めることになる。

2.1.1 診療報酬改定

2006年4月に平均で3.16％引き下げられた診療報酬は、給食部門では約17〜18％と大幅な減収となり、ほとんどの病院の給食部門は赤字運営を強いられることになった。食堂加算 (50円) が廃止され、特別管理加算 (適時適温加算＝200円) が入院時食事療養費 (I) の前提となり給付されなくなったことの他に、大きく影響したのは1日当たり1,920円であった基礎給付が1食当たり640円に、1日当たり350円であった特別食加算も1食当たり76円となり、入退院が頻繁な病院の収入を大きく減らしたことになった (**図2.1**参照)。

この改定においては先進国なみの管理栄養士の役割を栄養指導に重点を置くように位置づけ、医師を中心とする「栄養サポートチーム (NST)」を構成し、他職種と連携して栄養管理をする方向を打ち出し加算を新設した。これは治療と連携した栄養管理を充実させることにより在院日数の短縮、医療費の削減を狙いとしている。

2.1.2 DPCと原価計算

診療報酬は、2003年4月より診断群分類包括評価を用いた入院医療費の1日当たり定額支払い制度 DPC (Diagnosis Procedure Combination) を進める方向が強化され、**表2.1**が示すように多くの病院が適用してきている。

DPC環境下では、チーム医療における栄養管理の基準およびマニュアル作成などが重要となる。また、診療報酬が包括されることによって、費用対効果の原価計算が見えなく

図2.1 診療報酬の改定

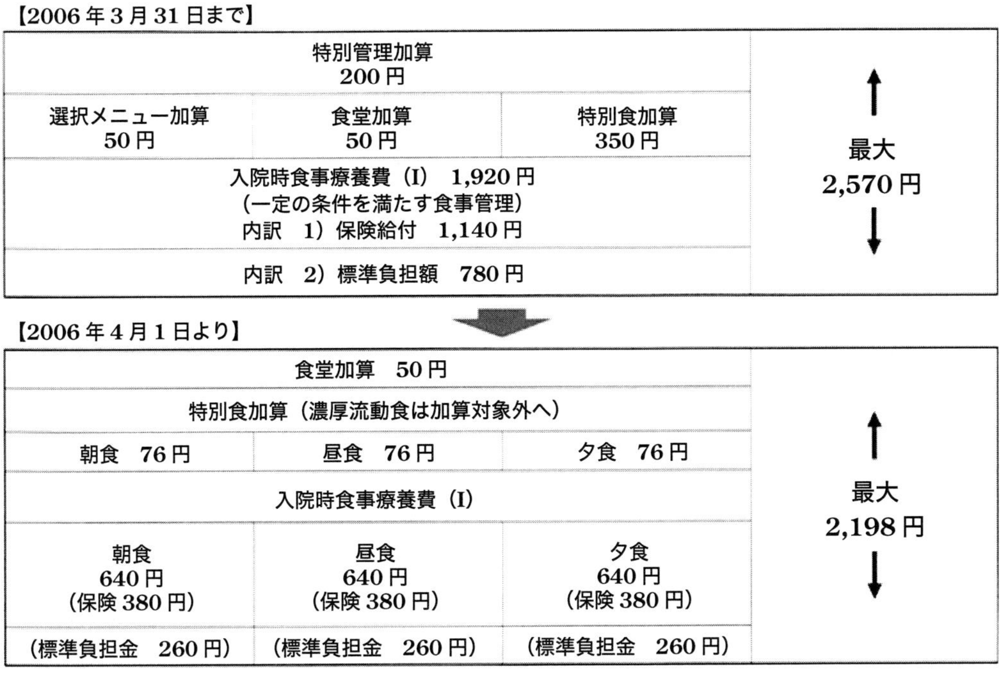

【2006年3月31日まで】

特別管理加算 200円		
選択メニュー加算 50円	食堂加算 50円	特別食加算 350円
入院時食事療養費 (I) 1,920円 (一定の条件を満たす食事管理) 内訳 1) 保険給付 1,140円		
内訳 2) 標準負担額 780円		

最大 2,570円

【2006年4月1日より】

食堂加算 50円		
特別食加算（濃厚流動食は加算対象外へ）		
朝食 76円	昼食 76円	夕食 76円
入院時食事療養費 (I)		
朝食 640円 (保険 380円)	昼食 640円 (保険 380円)	夕食 640円 (保険 380円)
(標準負担金 260円)	(標準負担金 260円)	(標準負担金 260円)

最大 2,198円

表 2.1 DPC の適用状況

年　度	DPC 対象病院数	DPC 対象病床数
2003 年度	82	66,497
2004 年度	144	89,330
2006 年度	359	176,395
2008 年度	713	286,088
2009 年度	1,278	430,224
2010 年度	1,388	455,148
2011 年度	1,447	468,362
2012 年度	1,505	479,539

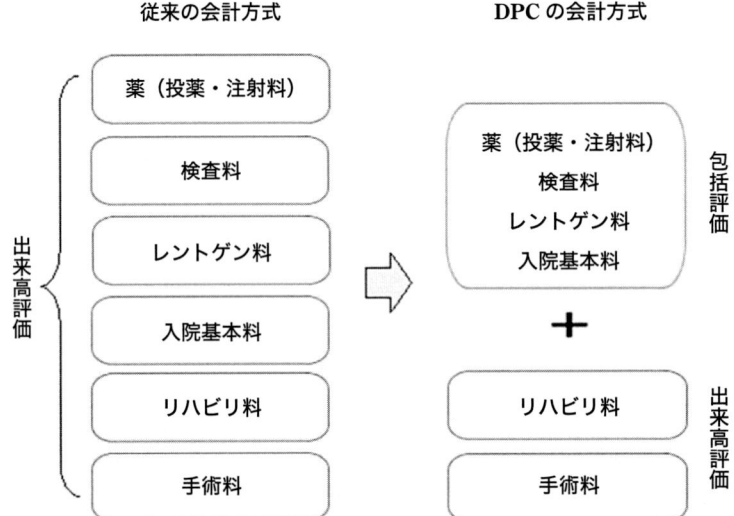

図 2.2 DPC の会計方式

なる。包括部分に含まれる医療材料・薬剤のみならず、給食費など各々のコスト管理が経営の健全化を促進するうえで必要不可欠である。

DPC を導入した場合、給食部門では包括評価のため［収益－原価＝利益］といった試算だけではなく、［目標収入－目標利益＝許容原価］というように、原価管理としての業務改善やコスト削減などが一層求められ、原価管理が重要な課題になる。

DPC に取り組む前に一般（流動食を含む）・特別食の作業負荷と人件費分析を行い、データで実態を把握することが重要である。

献立作成を含め一般食（流動食含む）・特別食の「食事づくりの作業負荷」について、著者の関連する病院グループの聞き取りの結果では、一般食の作業負荷率を 1 とした場合、流動食 0.6、特別食 1.5 程度の負荷となっている。診療報酬では、1 食 640 円（材料費＋人件費のみの構成と想定される）なので、仮に材料費が 1 食 300 円の場合には、640 円－300 円で人件費としては 340 円が割り当てられる。この一般食 340 円（＝ 1）を基礎にし

て作業負荷率から試算すると、流動食は340円×0.6＝204円で、特別食は340円×1.5＝510円（340円－510円＝▲170円）となり、食種で異なるが食事提供サービス単価は、増加する傾向にある。特別食は、特別食加算76円があるが採算はとれず、病院経営の負担増の要因ともなる。

　患者が入院から退院するまでに、回復への治療計画と指導が行われるが、成分栄養管理に基づいた食事箋統一が、不採算となる特別食対応の鍵を握るものとなり、高度な管理が必要になっている。

2.1.3　新しい経営管理手法 BSC の導入

　DPC を導入すると、従来の財務諸表からの原価計算が難しくなることから、財務的指標中心の業務管理手法の欠点を補う経営管理手法 BSC（バランスト・スコアカード）を導入する病院が増加している。民間病院の導入が多いが、三重県、東京都、新潟県、山形県などの広域自治体病院においても導入している。これは「財務・顧客・業務・成長と学習」という4つの視点から総合的に評価するための経営管理手法である。

　BSC は、ハーバード大学のロバート・キャプラン教授とデビット・ノートン（コンサルタント会社社長）により提唱され、企業では「戦略的目標管理」「多目的目標管理」などと呼ばれている。通常の目標管理と異なるのは、数値化の徹底による曖昧さの排除と検討項目が多岐にわたっている点である。全社・部門・部署・個人がそれぞれに目標を立て、その数値を相互に管理し、「目標や業務プロセス改善」を行っていく手法である。医療分野での活用では、**図 2.3** のような視点で応用している。これを「経営目的・経営戦略・経営計画・経営行動」という枠組みの中、全職員で考えて進める。今後この手法は、多くの医療機関や企業で導入され活用されるであろう。

2.2　介護施設の給食経営課題

　介護施設では、保険給付の抑制から見直しが行われ、所得の低い人への軽減措置はあるが、基本的に2005年10月から食事代は保険給付が廃止され全額自己負担となり、利用者と施設との契約に変わった。2005年9月まであった2,120円の給付がなくなり、入所者の負担標準額として政府より1日3食1,380円、［食事材料費＋調理費（人件費）］が提示された。この金額で捻出できるのは材料費と人件費のみであり、損益計算書的にみれば厨房機器の償却費、修繕費、水道光熱費などが捻出できず施設側の負担となり、給食経営では大幅に採算割れとなった（**図 2.4** 参照）。

　老人保健施設、特別養護老人ホームなどの介護施設は、病院の栄養サポートチーム加算に相当するものとして栄養ケアマネジメント加算があり、医療の栄養管理も備えられている。

図 2.3 BSC による経営管理手法

バランスト・スコアカード基本コンセプト

ビジョンと戦略
↓
財務の視点 = 戦略計画の実行で利益増
↓
顧客の視点 = ビジョン達成のために顧客に何を提示しなければならないか
↓
業務プロセスの視点 = 顧客に満足させるには、どのビジネス・プロセスに卓越しなければならないか
↓
成長と学習の視点 = ビジョンを達成するには病院内でどのような学習をし、改善しなければならないか

※各視点に、目標・尺度・目標値・実施項目が入る。

出典：ロバート・S・キャプラン、デビット・P・ノートン共著：櫻井通晴訳「キャプランとノートンの戦略バランスト・スコアカード」東洋経済新報社

バランスト・スコアカードを使って戦略を明確にする（例）

シート名	バランスト・スコアカード検討シート例	シートNO		作成日	
対象範囲	全社	対象者	経営者、経営幹部	作成者	

経営目標（課題）	1.売上げ 10億円	2.主要製品シェア 高齢者食（柔らかな食事）

	重要成功要因（CSF）	重要成果指標（KGI）	重要業績指標（KPI）
財務	営業利益を上げる	売上高営業利益率（向上） 新規介護施設開拓（強化） 物流コスト率（削減）	売上高販売管理費率 新規介護施設開拓数 物流コスト率
	高齢者シェア	高齢者食シェア（向上）	高齢者食シェア
顧客	対応満足度の向上	対応満足度 食事クレーム件数（削減） 献立対応時間（短縮） 製品満足度（向上）	対応満足度 食事クレーム件数 献立対応時間 製品満足度
	クレーム満足度の向上 製品満足度の向上	製品クレーム対応時間（短縮）	製品クレーム対応時間
業務プロセス	受注出荷リードタイムの短縮	受注出荷リードタイム（短縮）	受注出荷リードタイム
	調理作業の効率化	出荷業務の標準化率（向上） 作業時間比率（向上）	出荷業務の標準化率 作業時間比率
	新製品開発の迅速化	新製品開発時間（短縮）	新製品開発時間
	返品対応の迅速化	返品対応時間（短縮）	返品対応時間
成長と学習	技術能力の向上	技術教育回数（増加） 技術ノウハウ共有度（向上）	技術教育回数 技術ノウハウ共有度
	営業能力の向上	営業教育回数（増加）	営業教育回数

第2章 医療・介護法人経営とセントラルキッチン事業の検討

図 2.4 介護施設の食事に関しての自己負担の変化

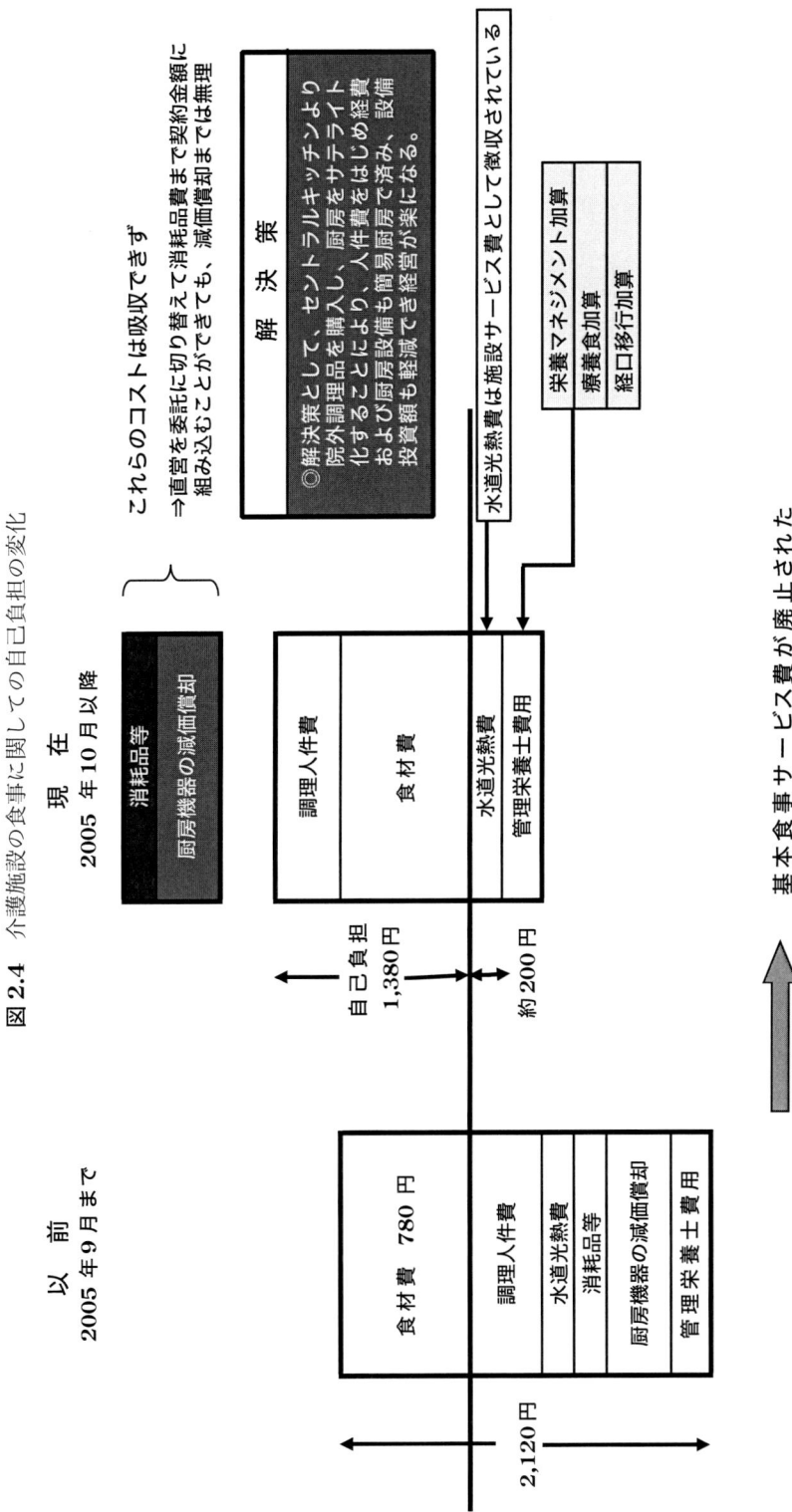

高齢者向けの食事は、基本的に栄養価だけでなく経口摂取を促進することが重要である。そのため、咀嚼・嚥下に障害がある人々には、軟食・嚥下食を提供する取り組みや、禁忌食・嗜好に応じた代替食を用意するなど、多くの介護施設が取り組みをしている。

また、入所者の平均年齢が毎年上がり、ADL（日常生活動作）の低下と介護度の上昇で、経口摂取と個別対応など促進すればするほど、調理負荷と食事介助が増大し、1,380円ではますます給食経営が困難になるという矛盾を抱えている。

2.3 厨房施設に共通する課題と改善

従来の「クックサーブ方式」で行っている厨房では、調理後2時間以内の喫食が困難なことや、毎日3食、365日、配膳時刻に間に合わせるために調理作業に追われ、繁忙のピークが1日3回あり、多くはそれに合わせた人員配置となり、労働を平準化できないという課題がある。さらに早朝から夜遅くまでの勤務となり、新規採用では、募集しても人が集まらず慢性的な人手不足に陥るなど、病院・介護給食施設の共通の悩みとなっている。

また、食事を安全に提供することは、病院・介護施設の社会的使命であるが、厨房施設の老朽化などで衛生管理上の問題を保健所から指摘されても、経営的に改善できず問題を抱えているところも多い。

病院・介護施設給食は、週末でも患者給食を停止することはできない。この週末や休日の調理作業を軽減し、食の安全を確保して品質を維持向上できるクックチルやクックフリーズを導入、活用することを勧めたい。さらには病院・介護施設が、HACCPで衛生管理されているCKのサテライト（SK）として食事供給を受ける場合は、安全性と品質に加えて総合的な改善を望めることになる。

2.3.1 クックサーブ方式の限界

病院・介護施設での調理計画にあたって考慮しなければならないことは、調理・盛付け・配膳方式をどのようなシステムで行うかである。

給食システムには、厨房と喫食する場所が病院・介護施設の同一施設内にあり、調理から提供するまでの作業が連続的に行われるクックサーブ方式、前日までの調理により冷蔵庫または冷凍庫に調理済みで保管され、配膳段階で再加熱される「新調理システム」がある。

一般的に多くの病院・介護施設では、クックサーブで食事提供が行われている。特に大量調理であっても、少量多品種の食事やきざみ食、ミキサー食を提供する病院・介護施設では、調理から盛付け、そして配膳までの時間が長くなり、調理後2時間以内の喫食が困難である。

クックサーブ方式では以下の解消すべき問題がある。

① 食事を 2 時間以内に提供すること
② 適時適温で提供すること（加算はなくなったが今後は必須）
③ 選択メニューへの対応（加算はなくなったがサービス向上のために必要）

これらはクックチル、クックフリーズ、真空調理を適切に導入することにより解消できる問題であり、最重要である食事の安全性確保と同時に、調理スタッフの労働環境改善をもたらすことになる。

2.3.2　医療経営者の認識向上が必須

医療経営において、患者食の安全性確保は重要な課題である。厨房について厨房業者まかせではなく、衛生管理や労働安全性などを学び、自分たちで納得のできる厨房を作ることが必要である。

現在の課題は、

(1)　食の安全性確保

経営を含む関係者全員が食の安全性確保の重要性について再認識すること。食中毒を発生させれば患者、入所者に重大な健康被害を与えるだけでなく、社会的な信頼を失うことになり最重要課題として取り組むこと。

(2)　老朽化した厨房

築後数十年以上経過した病院および介護施設の厨房施設は、ほぼ間違いなく、空調、給排水、換気などで慢性的な問題を抱えていること。

(3)　HACCP 構築

国は給食施設が HACCP 方式の衛生管理をするように求めていることを再認識すること。既設厨房であっても、取り組みが未着手であればすぐに HACCP のシステム構築をすること。

2.3.3　給食運営の課題

(1)　直営の悩み

毎年の定期昇給や福利厚生費などの上昇、客数の制限（ベッド数や入居可能数）があり、施設として年毎の収入増を期待できないため、人件費などの削減に努力しているがすでに限度である。直営の病院給食経営は、7 割以上が赤字経営となっている。

(2)　委託会社の悩み

給食委託業者との契約額は、政府が基準として提示した 1 日 1,380 円以下になることもあり、委託側としては材料費を抑え、人件費の安価な未熟練労働力に頼らざるを得ない傾向がある。

また、委託会社が CK を建設する場合、特に、従来からの契約先を CK から食事供給を

受ける SK にすると、従来の献立で調理することが要求され、CK としての統一献立・大量調理のメリットが出ないという問題が発生している。その他、CK と SK が同一法人で運営できない委託会社では、契約が解約される可能性もあり、解約されれば大きな設備投資損が発生しリスクは大きい。

(3) 入所者の高齢化と要求の多様化による質的サービス向上

直営、委託のどちらにおいても「顧客満足度の向上」や「品質・サービス・安全性の向上」が重要となり、設備投資や人件費をはじめとする費用が増えていく方向である。

2.3.4 食事提供マネージメント（チェックポイント）

CK から SK に食事を提供する際、以下の主な項目で SK の状況を把握することで適切な食事提供マネージメントができる。

① 月計食数表：何食提供することが必要か食数を確認する。
② 約束食事箋：食種の種類と難易度を確認する。
③ 献立表の種類と数：料理の難易度とその数を確認する。
④ 栄養サマリー（要約）の有り無し。
⑤ 厨房機器：使用できる機器とそのスペックを確認する。
⑥ 勤務予定表：職員数と有資格者数の確認。
⑦ 勤務フローチャート：食事提供作業を時間と人員で把握する。

2.4 給食部門の経営・業務分析

2.4.1 経営分析

経営改善には、実態を正確に把握するうえで、給食部門の経営実態を経年的に計数で把握することが必要である。そのためには、一定期間（直近3か月・過去1年間・過去3年間など）の損益計算書を基に、「給食部門損益計算書分析」を行うことである。

分析の際、給食部門の人件費・材料費は明確に分かるが、経費が病院全体の費用で計上され、部門別では明らかにならないケースが多い。

その場合には

(1) 経費算定が困難な場合は、仮に収入の10％と設定し試算するなど、算定基準を作成する。

(2) 水道光熱費などは、給食専用のメーターが設置されていれば可能であるが、設置されていない場合は、例えば1食当たり10円として固定単価に食数を乗ずることで算定する。

(3) 建物の築年数や厨房機器の耐用年数によって多額の施設修理費や厨房機器修理代

がかかっている場合があり、調査表の項目（**表 2.2**）以外に、要調査項目と思われるものは、病院・介護施設の特性に応じて詳細に調査項目にすべきである。

(4) 減価償却費などは面積按分や人員按分などで試算する。

(5) 法人本部などの部門外費用も、法人全体の人員で費用を割り、給食人員を乗ずるなど、算定することが必要である。

(6) 特食比率・個別対応の比率なども作業分析の視点で調査する。

この分析資料に基づき、問題点を把握することと、同規模の病院・介護施設での損益比較、人員数比較、クックチル・新調理を実施している施設との比較などを行うことが重要である。

表 2.2 病院給食部門別調査資料（年間）

病院名	合計	A病院	B病院	C病院	D介護施設	単位
病床数						
ベッド稼働率						％
部門収支						
給食収入						円
材料費						円
人件費						円
経費						円
減価償却費						円
費用合計						円
利益						円
人　員						
管理栄養士						人
栄養士						人
調理師						人
調理員						人
8時間換算パート						人
給　与						
管理栄養士						円
栄養士						円
調理師						円
調理員						円
パート						円
病院提供食数						
常食						人
粥食						人
栄養指導件数						
外来栄養指導						人
病棟栄養指導						人
栄養指導収入						
外来栄養指導						円
病棟栄養指導						円

※経費の発生額が分からなければ10％で記載してください。

2.4.2　サテライトキッチンの FL 比率（注1）

病院給食では直営の人件費率は60〜70％ときわめて高い比率であることが多いが、CKを利用した新調理システムの病院給食部門は、完成した料理がSKに届けられ、調理作業がなく、事前盛付けなどにより作業を平準化することができ、人件費率は30％程度以下に抑えることができる。材料費は、1日700〜750円程度で賄うことができ、収入の1,920円に対する材料費率は36〜40％であり、FL比率が70％を超えない状況は可能といえる。しかし、特養（介護施設）は、利用者負担の食事料が国のガイドラインを踏襲した（材料費＋人件費）1,380円という実際のコストに比べるとかなり低い料金で徴収されているのが実情であり、自ずと材料費率が高くなるため、FL比率は70％を超える状況となっている。

（注1）FL比率：材料費（F＝Food）と人件費（L＝Labor）の合計額をFLと称し、売上げに対する比率をFL比率という。(F＋L)／売上げ×100＝FL比率（％）

表 2.3　CK 活用の SK 事例

業　　種	F（材料費率）	L（人件費率）	FL比率合計
S総合病院（急性期）	36％	26％	62％
N病院（慢性期）	36％	23％	59％
K特養	50％	21％	71％

著者：SK調査より

2.4.3　厨房環境と作業分析

(1)　厨房環境

病院・介護施設では、経営だけではなく安全に食事が提供される環境になっているかが重要である。特に老朽化した厨房で地下にある場合など、空調・換気の機能低下があり労働および衛生環境が問題となることや、厨房機器が古いために調理作業に支障をきたす問題がある。

また、HACCP概念が導入されていないところも多く、肉・魚と野菜を下処理する場所が同じ区域（部屋）であったり、配膳と下膳が同じところを通り交差汚染する可能性があるなど清潔区域、汚染区域の区分がなく危険な厨房なども見られることから、改めて厨房環境の状態を調査することが必要である。

厨房環境の主な調査項目は以下のとおりである。

① 厨房機器の使用年数と今後の耐用年数調べ（償却資産台帳から算出する）
② 厨房機器修理簿より買い替え時期と費用の検討
③ 調理作業環境として問題になるところを出し合う
④ 調理作業の安全性についてT・T管理（温度と時間の管理）をはじめ、HACCP概

念での作業チェック
⑤ 衛生環境（ゾーニング、清潔区域・汚染区域区画、交差汚染の危険な流れ、グリストラップの設置場所と管理状況、掃除の状況、厨房全体の調査）

(2) 労働環境

　加熱調理機器の周辺では40℃近い環境で「蒸気・熱風・煙・匂いなど」も加えて劣悪ともいえる環境で調理作業をしているところもあり、安全で美味しい料理が生産されるとは想像できない厨房もある。

　病院・介護施設の給食部門における労働の問題では、早朝勤務、長時間労働、日曜・祭日出勤があり家族との団欒が取れないなど、慢性的な問題がある上、人手不足も影響し解消される見通しがない。都市部では、給食作業要員確保ができない状況はますます深刻化している。

　病院・介護施設の給食部門では、特食比率が高まり作業負荷がかかる状況になっているが、作業自体については、まだまだ旧態依然の調理機器で行われ、調理もクックサーブで、時間に追われる効率性の悪い調理作業が見受けられる。

　しかしながら、働く従業員の中には、従来どおりの作業に固執する傾向もあり、結果として最新の設備導入の検討などが遅れ、旧態依然の人海戦術の作業で人件費負担が増加しているところを多く見かける。ぜひ、知見を広めながら他所と自法人とのデータ比較を行い、意識改革をして欲しい。

(3) 作業の調査・分析

　作業フローチャートについては、標準作業マニュアルを作成することが必要である。作成した標準作業マニュアルを定期的に見直すことで無駄な作業の削減が可能になるだけでなく、衛生面での潜在的な危害を発見できることがある。

　クックチルやクックフリーズなどを導入することを視野に入れながら、以下の事項を調査・分析することを勧める。

① 標準作業マニュアル（現在行っている調理作業手順を書き出し、図式フロー化する）
② 調理作業分析の実施（1日の各々の作業を時間帯ごとに、作業人員数と時間を図表で把握する）
③ 食事提供時間の分析（調理・盛付け・配膳・提供時間と食事の温度を把握する）
④ 厨房作業環境把握（天井の高さ・ルクス・厨房温度・湿度・床の素材など）
⑤ 作業種別と関連付けた健康・作業調査（健康調査・腰痛などの疾患調べ・残業時間など）

(4) 管理運営の調査・分析

病院・介護施設のグループ法人の場合、献立や作業基準・管理基準をはじめ材料の仕入業者や価格などが各病院・介護施設によって差があり、統一されていないことがしばしば見られる。この状態は不合理・不経済であり、CKを建設するところはもちろんであるが、計画がないところでも、以下の視点で調査・分析することが必要である。

① 献立・約束食事箋などは統一されているか。
② 献立のサイクルおよびイベント食等がどうなっているか。
③ 材料の仕入先・材料費・価格は統一されているか、食材単価はどうか。
④ 食事サービスの満足度調査は行われているか（評価はどのように返しているか）。
⑤ 職員教育が計画的に行われているか。
⑥ 災害時対応（訓練）や備蓄の準備はできているか。
⑦ 食中毒対応マニュアルはできているか。
⑧ 衛生管理マニュアル・手順が遵守されているか。

2.5 セントラルキッチン事業の検討

病院・介護施設の給食は、診療報酬引下げや介護保険から食事費が外される中、サービスの向上が求められ、食事も多様化し複雑化することで、経営的にはますます厳しい状況となり赤字幅は拡大されると予想される。また、少子高齢化で雇用確保も困難になることから、総合的課題を改善するうえでCKの建設と活用を検討することが重要になっている。

確かに、HACCP概念でCKをつくることにより食の安全性が強化され、SKの作業も調理済みの料理が提供されることで確実に軽減できる。また、適時適温をはじめとして利用者のサービスも改善される。しかしCKについては、「失敗しているのでは」、「クックチルは美味しくない」など、批判的な見方や意見も根強く、本来の導入効果を十分に発揮できていない事例も少なくないのが実情である。

その主な要因としては、「CK事業とはどのようなものか」の認識不足、CK事業を興すのにふさわしい法人規模・内容なのかの判断ミスや、CK事業運営のために必要な知識と経験不足などが考えられる。これは病院・介護業界の食事サービス事業において「CKシステム」導入の歴史が浅く、十分な知識の蓄えがないままスタートしたからだと思われる。

特に、委託会社がCKをつくる場合、従来から得意先ごとの献立で対応するシステムになっていることから、CKをつくっても個別献立対応で複雑化することや、契約が長期的にならず中途解約されることで設備投資損になるなど、CKのメリットが追求できない状況も予想される。

CK建設を実現した多くの法人は、複数の病院・介護施設を擁する法人である。これら

の法人では、委託会社とは異なりCKとSKが同一組織であり、グループの外部化事業として立ち上げ、相互協力を前提としたCK事業となっている。

　検討にあたっては、CK・SKが共同のプロジェクトチームをつくり、今後の制度改定などの情勢分析や市場分析などの基本調査を行い、法人グループの理念や特性を尊重し、今後の事業計画などを視野に入れながらグループの将来を描くことが必要であろう。次に、経営分析および厨房環境・作業環境の現状分析と問題点を把握し、「改善目標・計画」を確立することが重要である。

2.6　医療・介護法人のセントラルキッチン建設における留意点

2.6.1　セントラルキッチン建設

　CK建設は、多額の投資が必要になり、採算をとるには容易な事業ではない。投資額が大きいこと、投入する人員が多いことから、法人全体の経営成績に関わってくるので、トップ・経営陣の理解と協力が必須である。

　さて、CK建設は、提供する病院、介護施設の食数や献立分析などから、CKの規模・厨房機器、調理作業動線、スペース、モノの流れ、人の流れ、空気の流れなどを十分検討して土地・建物、設計などを決めることになる。

　食事提供の形態は、病院・介護施設などでも多様な種類があり、単純にCKから配食することで上手くいくものではない。SKの喫食対象者や食事環境などを十分調査し、SKに合った食事提供方式と再加熱方式を選択することが必要である。

　CKを計画する法人は、複数の施設を有し将来的にも配食先が拡大されることが期待できるグループ組織が望ましい。CKを建設するには、グループ組織全体の配食を担えるような協力関係がなければならない。例えば、グループ組織が高齢者施設などを展開する場合は、必ずCKを活用することが約束されるなど、グループ組織の団結が重要である。

　建設後にCKを担う経営責任者・栄養士・調理師を中心としたチームにより、しっかりとした基本計画・基本設計・事業計画(生産計画・経営計画)を作成することが重要である。

　注意すべきことのひとつに、将来的な事業計画として、最大生産食数がどのくらいまで伸びる可能性があるかを想定し、拡張できる建て方をしておくことである。将来の生産食数の想定（入荷・出荷の冷蔵庫スペース、付帯設備等のストックヤードなどのスペース）を誤ると生産を伸ばそうとしても、狭い敷地では拡張することはできない。

　また、事業対象となる顧客の要求や市場調査などのマーケティングを行うことが重要であり、本格的に建設を検討するならば、専門家の知恵と力を借りることが賢明と考える。

2.6.2 セントラルキッチン化のメリット

　CK化することは、SKを含めたグループ全体が、経営・顧客満足度・衛生管理など総合的に改善されることが重要である。また、長期的なスタンスで社会的環境に対応した事業を視野に入れた目標と計画を構築することが必要である。

　SKでは、CKを活用することでSKの作業効率化や衛生管理の強化ができ、人件費の上昇を食い止め低減できるシステム作りが可能である。

　法人として、CK・SKを総合的にメリットおよびデメリット（留意点）の両面から評価をすることにより、CKシステムでSKのヒト・モノ・金を最小限に抑えると共に、顧客満足度向上と安全性確保を図ることができて将来性のある事業として成り立つことになる。

(1) 具体的なセントラルキッチン化のメリット

① CKだけでなくSKまで一貫したHACCPによる衛生管理により、高度な安全性を確保した食事供給ができる。
② 大量調理用厨房機器により、少ない人員で効率的に生産ができてコスト低減できる。
③ 材料の一括大量購入により仕入れコスト低減ができる。
④ 材料の仕入れから製品出荷まで食材の品質管理とトレーサビリティが容易になる。
⑤ クックチル・クックフリーズの計画調理により、調理作業の平準化ができる。
⑥ 治療食や介護食（嚥下食づくりなど）の開発や品質向上ができる。
⑦ クックチル・クックフリーズにより、喫食の数日前に計画調理することから、一定の災害期間に対応することができる。（東日本大震災時には、数日間の食事提供をできることが実証された。）
⑧ 医療介護施設ばかりではなく、在宅や食堂など営業販路の拡大がしやすい。

(2) 具体的なサテライトキッチンのメリット

① 厨房を新築する際は、厨房敷地面積を削減し、厨房機器が軽減でき、土地代・建設費・厨房機器・空調設備など厨房全体の建設および設備コスト削減が可能である。
② 完成品の料理提供でSKの衛生管理も徹底しやすい。
③ 完成品の料理が提供でき、空調費用・水道光熱費・厨房機器修理代・ゴミ処理費用などランニングコストの削減が可能である。
④ 栄養士業務は、献立作り・経理・事務作業・仕入作業・在庫管理などが軽減され、本来の栄養士業務である栄養指導などの業務に専念できる。
⑤ 栄養チーム・NST（注2）・栄養指導が積極的に展開できる。
⑥ クックチルなどの調理済み食品を使用することにより、盛付作業が中心となり作業が平準化され、専門的な調理能力がなくても作業が可能となる。

⑦　選択メニューにも対応でき、個別対応が多い病院や介護施設では、手の込んだ料理でも事前に調理することから作業が軽減できる。

⑧　人的に余裕ができるので、「ベッドサイドへ調理スタッフが出向き、食事の評価を得る」などのサービス改善に努めることができる。

（注2）NSTとは、栄養サポートチーム（Nutrition Support Team）を意味し、患者食提供をより高いレベルで治療に結びつけるために、医師をはじめ多職種との連携をはかり、症例個々や各疾患治療に応じて栄養ケアプランを作成し、チーム医療として適切に実施することである。

2.6.3　セントラルキッチン・サテライトキッチン事業化の留意点

(1)　セントラルキッチンの留意点

①　多額の建設費・設備投資が必要とされる。

②　CKをつくれば成功するとは限らない。CKを成功させるには自法人が持つ資源である栄養士、調理師集団の能力が発揮され、新たな病院・介護施設などを取り込み、事業化できるCKの献立づくりと調理スキルを構築することが重要である。

③　CKを立ち上げするには、しっかりとした事業計画を作成することが必要である（初期投資・採算性、誰が担うか、法人形態、運営事業主体など）。

④　病院や介護施設などの得意先（顧客）を持たないで事業を始めるCKは、事業計画段階で収入確保が問題になり事業としては大変難しい。

⑤　CKのリスクとしては、大規模な病院や介護施設との契約が中途で解約されれば、大きな設備投資損となり負債だけが残る恐れがある。リスクを回避するには、相当しっかりした信頼関係と長期的な契約が必要になる。

⑥　すべての作業構築の基本が「献立」となり、美味しさ、満足度、作業効率など献立作成能力が重要となる。

⑦　献立から調理作業などのCK製造ラインの構築が重要である（作業指示と指示書に基づいた正確な手順、マニュアルが重要となる）。

このほかに多くの留意点や課題はあるが、CKを見学・研修し知見を広め自から学び判断する能力を養い、判断が困難な場合は、経験豊富なCK経験者やコンサルタント、メーカーなどの力を借りることが重要である。

(2)　サテライトキッチンの留意点

①　既存の病院・介護給食施設で、CKを作らず外部CKを活用する場合、SK人員は確実に低減するが、人員削減など雇用問題となる可能性がある。

②　病院と介護施設では、配膳方式や作業内容が異なるので、十分SKの調査が必要となる。

③　数日前の事前発注となり、実際の提供食数と注文数の誤差が生じる。
④　SK作業は大幅に削減されるが、盛付作業をはじめ、ご飯づくりと味噌汁の調理作業、果実のカットなど当日の作業、食器洗浄やCK返却容器（ホテルパンなど）の洗浄作業など、SK作業として除くことができない作業がある。
⑤　作業を効率的に行う上で、そのSKに最適な標準作業マニュアル（作業手順）を確立することが必要である。
⑥　食事提供に関わるスタッフには、クックチル導入の目的を十分理解してもらい、事前のトレーニングにより、スチームコンベクションオーブンおよび再加熱カート活用に習熟することが必要である。
⑦　作業が分業化され、パートタイマーの起用が多くなることから、監督者からの指示・確認事項を文書などでしっかり行うことが必要である。
⑧　再加熱カートやスチコンなどの、再加熱機器への投資が必要になる。
⑨　SKでは、CKから供給された食事を提供するため、患者・利用者からの苦情や要望をSKスタッフだけで処理できないこともあり、苦情対応、顧客満足度の把握などはもちろんであるが、CKとのコミュニケーションを含むマネージメントが必要となる。

全体として、CKとSKが連携し上記の課題や注意点の改善を図り、CKとSKのシステムの優位性を発揮できれば、有形無形に大きな効果が期待できる。

2.6.4　セントラルキッチン・サテライトキッチン人員配置の留意点

表2.4は、仮説として既存病院グループ組織がCKをつくり、SKへの配置人員・人件費・収入などをシミュレーションしたものである。

これは、現状の人員でCKをつくり、各SK施設に合った効率的な配食システムを導入し、最小限の人員で作業ができる作業マニュアルを構築することで、SK作業要員は減少する。

CKも、加熱調理などはスチームコンベクションオーブンなどの導入を行い、最小限の人員で大量調理ができるようにすることが重要である。CK化することにより冷却や袋詰め・仕分け・配送・洗浄などの作業が新たに発生し人員・人件費も増加する。変動費としての材料費も40％近い支出があり、異常気象や社会情勢で食料品の価格が大幅に値上がりすることもあり、全て包含して重要なポイントはFL比率の管理である。

また、CK建設後どれだけ新規の高齢者施設などの得意先が拡大でき、損益分岐点を超える売上げが確保できるかが重要な鍵を握る。CKは生産工場であり流通と販売まで行う組織であり、売上げが伸びることは、流通・販売コストも増加する。できるだけ、生産ライン、流通・販売ラインを同一の方式で行うことが人員・人件費を増加させないポイント

表2.4 （仮説）3病院を有するグループ法人がCK建設「人員構成検討案」

	法人グループ	1日食数	栄養士(人)	調理師(人)	パート(人)	栄養士月額人件費(1人40万)	調理師月額人件費(1人35万)	パート人件費(時給1千円)	人件費合計(万円)	収入単価(円)	月収入(万円)
既存の病院群	A	300	2	5	3	80	175	45	300	640	576
	B	300	2	5	3	80	175	45	300	640	576
	C	300	2	5	3	80	175	45	300	640	576
	合計	900	6	15	9	240	525	135	900	640	1,728

						CK建設「CK・SK人員配置数・人件費・収入増のみ試算」					
	法人グループ	1日食数	栄養士(人)	調理師(人)	パート(人)	栄養士月額人件費	調理師月額人件費	パート人件費	人件費合計(万円)	収入単価(円)	月収入(万円)
CK事業展開&SK配置	CK	1,500	3	7	12	120	245	180	545	—	—
	SK A	(300)	1	2	4	40	70	60	170	640	576
	SK B	(300)	1	2	4	40	70	60	170	640	576
	SK C	(300)	1	2	4	40	70	60	170	640	576
	新規介護D	(300)	1	1	6	40	35	90	165	450	405
	新規介護E	(300)	1	1	6	40	35	90	165	450	405
	合計	1,500	8	15	36	320	525	540	1,385		2,538
既存より増(額)		600	2	0	27	80	0	405	485		810

1) 土地・建物・厨房機器などの投資を含めず、人員・人件費・収入のみの仮説試算をしたものである。
2) CK建設で介護施設2か所（300食×2か所＝600食）増加したと仮定。収入は810万円増加するが人件費も増加する。
3) CK・SKでは、CKの調理師とパートが一定数必要となり増加する。
4) CK事業展開では、事業計画・採算分岐点などの試算をしっかり行うことが重要である。

である。

実際にCKを建設する際には、第3章で詳しく事業計画の作成の仕方などが記載されているので、そちらを参照して頂きたい。

2.6.5 セントラルキッチン建設と経営実態把握

(1) セントラルキッチン建設と経営診断

CK建設を検討する場合、モデル的な厨房設計や建設を構想する前に、経営分析をしっかり行い、自法人の足元を冷静に見つめ、CK建設に適合する経営状況であるかどうかを把握することが重要である。そのためには、経営活動の結果としての数値を収益性、成長性、生産性、安定性といった総合指標で理解することと、その数値の背景やその数値がもたらされた原因を経営活動に照らし合わせて考え、数値でとらえ切れない事柄にまで踏み込んだ経営の実態を把握することが必要である。

CK建設にあたっては、経営分析の他に、グループ法人全体（病院・介護施設ごと）の食事づくりの生産技術能力分析やマーケティング調査なども重要である。

※経営診断で、CK 建設が困難と診断が下されたなら強行せず、別途、冷静に他の選択や他 CK 活用などの選択に切り替えるなど、英断が必要である。

【経営分析】

- 収益性分析―病院・介護施設経営の成果（利益）、収益性の中身（何で利益が上がっているのか）の獲得状況を表す。指標として総資本回転率と売上高経常利益率などがある。

- 成長性分析―病院・介護施設の売上げや利益の年々の推移から、これらの数値が将来どのように移り変わっていくかを判断する。指標として売上高伸び率・限界利益伸び率・労働生産性伸び率などがある。

- 生産性・効率性分析―病院・介護施設が、資産（資本）を、どれほど効率的に活用して収入や利益を上げることができているかを分析するものである。指標として労働生産性・資本生産性などがある。

- 安全性分析―病院・介護施設の資産（資本）の調達構造を分析するものである。経営の安定性（健全性）については流動比率、当座比率、借入金依存率、固定比率、自己資本比率、経営安全率等の指標がある。

※これらの分析により、今後の将来に向けた経営の見通しも可能となる。

【能力分析】

給食経営の特徴は、サービス向上・技術開発・生産性向上の要望が高い部門である。食事の品質・1 職員当たりの生産食数・厨房機器の生産能力の比較など、自法人と他法人の調理能力を比較することも重要な経営診断の調査項目である。

【情勢分析】

これらの調査分析の他に、医療・介護に関する情勢分析、例えば「社会保障と税の一体改革」、社会保障国民会議最終報告が示す「地域医療・介護サービスの今後のイメージ」など、政策的対応などについても学び、法人グループ全体の構想（施設建設計画）との相乗的な検討が重要である。

(2) 財務的判断の考え方

【CK 化の財源】

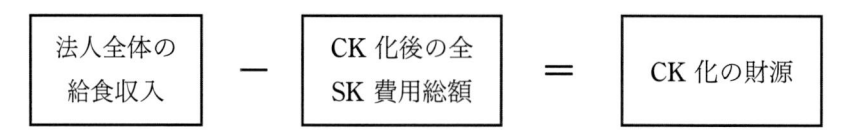

$$\boxed{\text{法人全体の給食収入}} - \boxed{\text{CK 化後の全 SK 費用総額}} = \boxed{\text{CK 化の財源}}$$

CK 化の財源は、「従来の法人全体の給食収入」から、CK 化することで費用を削減できると考えられる「SK の新費用」を差し引くことで、算出される法人全体の給食事業利益が基本となる。すなわち、CK 化した後の給食部門における運営経費（CK 運営経費＋新

SK運営経費）の総額がCK化以前の総運営経費を下回ることが事業化の前提条件と考える必要がある。

また、

| 従来の法人全体の運営経費 | − | 新CK運営経費＋新SK運営経費 | − | CK建設投資の返済計画分 | ＝ | CK事業化の効果 |

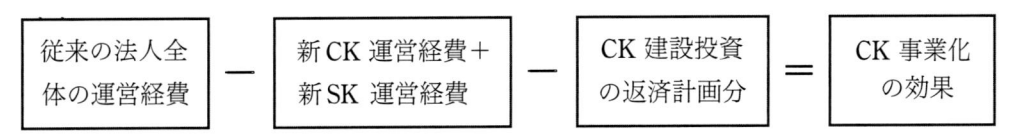

上記の算式で財源が求められ、初期投資の返済計画分を含めてCK効果が見込めるものでなくてはならない。

よって、初期投資額の返済を何年で行うかを決めた上で、上記式にあてはめて試算することが必要である。（詳しくは、**表2.4** と表の解説を参照のこと。）

【CK事業化の財務的試算の要点と課題】

① CK事業は、グループ全体の人事政策（労働の効率化・付加価値への転換など）に貢献するものでなければならない。したがって、現実的には「人件費対策」が重要な課題となる。

② 直営の場合、人件費削減（人員削減）が困難なため、配置転換や事業拡大計画をも視野に入れた取り組みが必要となる。

③ 調理作業等を委託しているSK施設や、非常勤者の比率が高いところは、CK転換を行いやすい。

④ 財務的には、食数の多い3施設があるよりも、食数の少ないSKが10施設ある場合の方が、法人全体としての削減幅が大きくなり、CK化のメリットが大きくなる。

⑤ CK事業においてはCKの生産性向上が重要な課題。

食種が少ないSKが多いほど、CK事業化の効果が高くなる。したがって、食種が非常に多い施設が1か所でもある場合、その施設は従来の運営で行い、残りの施設をCK化した方が良い場合もある。すなわち、CK事業化検討の際には、SKの内容分析（構成）が重要な前提条件となる。

⑥ 土地・建物・厨房設備・什器等のCK建設設備投資は、減価償却費に返済年数を乗じた試算値と、CK年間売上げ（総資本回転率）の比較検討など総合的判断が必要である。

(3) セントラルキッチン化による副次的な経営効果

1) SK側の効果

① 特にSKにおいては、完成品の料理提供により作業工程が激減し衛生管理が飛躍的に向上する。

② クックチルまたはクックフリーズを採用することにより、選択メニューなどにも対

表 2.4 「仮説」グループ法人が CK 化する場合の財源の考え方

金額単位：千円

CK 化以前の給食損益状況			グループ法人が CK・SK を一体のものとして展開						
^^			SK 損益（CK 化する財源）			CK（SK 費用削減が財源）		
^^			簡易損益計算書		年間合計	年間合計		
^^		簡易損益計算書	年間合計						
収入	年間食数	715,000 食	収入	年間食数	715,000 食	財源	273,480 千円	
^^	給食収入	424,000	^^	給食収入	424,000	^^		
費用	材料費	140,000	費用	材料費	0	費用	材料費	140,000
^^	材料比率	(33%)	^^	材料比率	(0%)	^^	材料比率	(51%)
^^	人件費（額）	273,300	^^	人件費（額）	100,120	^^	人件費（額）	60,000
^^	人件比率	(63%)	^^	人件比率	(24%)	^^	人件比率	(22%)
^^	経費	50,930	^^	経費	29,450	^^	経費	41,000
^^	経費比率	(12%)	^^	経費比率	(7%)	^^	経費比率	(15%)
^^	減価償却費	12,730	^^	減価償却費	20,950	^^	減価償却費	25,000
^^	減価償却比率	(3%)	^^	減価償却比率	(5%)	^^	減価償却比率	(9%)
費用合計（A）		476,960	費用合計（B）		150,520	費用合計		266,000
事業利益		▲52,960	事業利益（G）		273,480	事業利益（R）		7,480
事業利益率		－(12%)	事業利益率		(65%)	事業利益率		(3%)

【表の解説：条件設定と CK 化による給食経営改善の考え方】
① 総合病院 300 床・一般病院 200 床・慢性期病院 100 床・特養 100 床・老健 80 床・通所 20 人 6 施設を有するグループ法人を想定。（食数は、喫食率× 80％、介護施設× 90％で設定）
② 収入は、病院と介護施設それぞれを試算し合計した。
③ CK 化以前のグループ全体の給食部門損益は、著者の経験に基づいて試算し、▲5,300 千円弱（－12％）の赤字と想定した。
④ この CK 化の試算では、CK から SK に販売し利益を発生することは行わず、CK・SK を一体の組織とし、CK 化を図ることにより、グループのトータルコストとりわけ人件費を節減させる戦略である。
⑤ SK 人件費は、現在 CK 活用のみやぎ SK 人件費率（平均）を踏襲した。
⑥ CK 化する財源は、CK 化効果で生まれた SK の事業利益（G）が基本的な財源となる。
⑦ 事業展開の基本は、大量調理を少ない人員でできる設備投資を行い、人件費を節減することである。重要なことは、例えば耐用年数 8 年間の厨房機器生産能力と人件費を考えることである。
⑧ 設備投資の借入金返済資金は、CK・SK 減価償却＋ CK 事業利益（R）が充当できる。
⑨ SK 損益(減価償却費)では、再加熱カートやスチームコンベクションオーブンの導入、冷蔵庫増設などの設備投資を行った試算である。
⑩ 減価償却は、年間（SK 20,950 千円＋ CK 25,000 千円）45,950 千円となり、この減価償却費を返済資金として考え、15 年返済で試算すると 680,000 千円となり、8 掛けとみても 544,000 千円の投資額が見込めることとなり、この範囲での CK 事業化を展望することができる。
⑪ より望ましいのは、余裕をもった初期投資ができる預貯金・資金準備と運転資金の確保である。
⑫ CK 化し事業展開するうえでの財政的ポイントは、損益分岐点管理とキャッシュフローが重要である。
※損益分岐点管理とキャッシュフローについての詳細な解説は、第 3 章「事業計画」を参照のこと。

応可能となり、顧客満足に貢献する。

③　人的に余裕がでるので、「ベッドサイドへ調理スタッフが行き、食事の評価を得る」など業務改善に努めることができ、喫食率の向上につながる。

④　特に個別対応が多い病院や介護施設は、SK作業の負担が軽減し作業の効率化効果が大きい。

⑤　各施設の料理の品質にバラツキがあったものが、高い品質で統一化できる。

⑥　特に、治療食や介護食（嚥下食づくりなど）の開発や品質向上が行いやすいため、治療効果や顧客満足の向上に寄与する。

2)　CK側の効果

①　トレーサビリティなど食材の品質管理が向上し、顧客の信頼性向上につながる。

②　CK・SKともHACCPに基づいた衛生管理手法で運営されるので、法人全体としての食の安全性が向上する。

③　CK事業は、常に法人全体の立場に立って物事を考え、改善に取り組まなければならないので、従業員の経営参画意識の向上につながる。

④　自法人グループ以外への販売の拡大策によって、収入を増やすこともできる。

⑤　CKは、生産から販売まで行える事業体であり、情勢に合った事業展開（在宅配食など）ができる。

（吉田　雄次）

第3章　セントラルキッチン建設と事業計画

3.1　セントラルキッチン建設における準備事項

「CK・SK の設計・建設事業」については第5章を参照されたい。

3.1.1　セントラルキッチン建設の背景と目的

　病院・介護施設の食事は、レストラン・ホテルなど大量調理施設であっても一定期間（月や季節、年）ほぼ同じメニューを提供する施設と比較すると、毎日3食を365日欠かすことなく提供しなければならないうえに、医師の指示や患者の症状や利用者の個別性などに対応した、少量多品種の治療食を可変的に提供する必要がある点で大きく異なる。

　また、病院で提供される食事は、抵抗力の低下した患者を対象とするものであることから、より厳しい衛生管理が求められる。

　厚生労働省の『大量調理施設衛生管理マニュアル』では、「調理終了後2時間以内の喫食が望ましい」と指針が示されているが、大病院においては少量多品種の治療食を含めクックサーブ（当日調理）で2時間以内に提供することは、事実上非常に困難である。中でも、「調理から盛付け、配膳車へのセッティングに長時間かかる」ことが最大のネックとされている。

　実際のところ病院・介護施設の給食厨房は、いたるところに食中毒などの要因となる危害が存在している。特に老朽化が進んだ施設では高温多湿によって、感染源となりやすい環境が生じており、高いリスクにさらされている。さらに、職員の衛生管理意識の不足など、まだまだ不衛生な環境で作業を行っているところが少なくない。

　そうした危害を防止するには、HACCP を導入し食材の仕入れから調理・出荷まで調理工程別に厳格な品質管理を行うことが不可欠の条件となる

　加えて、ますます厳しさを増す病院・介護施設の経営環境を考慮すると、給食経営改善と「顧客満足度」の向上を追求できるシステム構築やアウトソーシングの検討が急がれている。

　こうした背景のもと、ここ数年これらの課題の改善には、セントラルキッチン（CK）活用を前提にクックチル等の新調理システムを導入することが、多大なメリットをもたらすものであるとの認識が急速に広がっている。

　すなわち、CK から一次加工済みの食事の供給を受けるサテライト施設（SK）では、「調

理加工は行わず」盛付・配膳・洗浄が主な作業となるため、作業量を大幅に縮減でき、その分厨房建設費・設備費・水道光熱費、さらには人件費の軽減が可能になる。また、高度な衛生環境と最新の調理機能を装備したCKで作られる料理は、安全性も高く、SKにチルド状態で搬送・保管され、喫食時間直前に最終加熱が行われるため、適温の美味しい食事が提供できる。

このように、SKの経営改善と患者や利用者へのサービス強化に、総合的な効果を発揮することがCKの最大のメリットであり役割でもある。

3.1.2 セントラルキッチン建設の計画手順と準備事項
(1) セントラルキッチン建設の準備・検討事項

CKの建設を計画する場合、**表3.1**が示すような検討事項があり、**表3.2**の例のように準備期間をしっかりとる必要がある。なぜなら病院・介護施設法人経営の刷新に貢献するCK事業にふさわしい事業計画を構築し、推進することが重要だからである。

近年、残念なことに「CKをつくったが、営業が上手くいかない」などの声を耳にする機会が少なくない。これらは、SKとして固定顧客となる施設を自法人グループで持っていない場合や、SK獲得の見通しが甘く経営が行き詰まるケースが大半である。また、調理技術や能力が不十分なまま稼働することで「美味しくない」などの苦情となり、せっかくの得意先の契約が打ち切られるなどの問題も生じている。これらの教訓から、事前に十分な検討と準備（見学・研修・他）を行い、CK建設を法人の経営力に見合った無理のない計画と内容で行うことが重要であると認識をする必要がある。

特に、CKを建設するうえでは、CKに関わるスタッフだけで取り組むのではなく、SKとの共同事業としてプロジェクトを発足させ、建設を推進することが重要である。CKの目的は、SKの食事が「安全に提供され」「顧客満足度が上がり」「SKの評価が上がること」である。このことを関係者が共有し協力し合う姿勢がCK・SKの経営発展の原動力になり、CKシステム事業成功の基本要件と考えることが大切である。

表3.1 CK建設準備SK配食検討事項

①	見学研修	CK厨房設計、設備、システム、献立・HACCP施設・SK配食システム
②	業務分析	既存病院・介護施設給食提供分析
③	基本計画	事業理念（目標・目的）、事業計画（経営計画）
④	基本設計	立地選定・周辺調査・献立作成・厨房機器選定・衛生管理基準作り・人の流れ、モノの流れ（ゾーニング）、病院や高齢者施設（特に形態食等）への配食システムなど。
⑤	実施設計	CK規模と運営に合った厨房、空調、建築設計を確認する。
⑥	施　工	設計士とともに進捗状況の確認、変更、追加など指示する。
⑦	運　営	事業計画、事業目標に向かって、計画を実践する。

表3.2 CK検討から竣工までの経緯（事例）

セントラルキッチン検討から建設まで	開始3年前 CK検討	2年半前	2年前	1年前	8か月前	半年前	前月	開始月
見学研修	■							
業務分析	■							
プロジェクト立上げ	■	■						
理事会答申			■					
理事会承認			■					
専従体制			■	■	■	■		
コンサルタント依頼			■	■	■	■		
毎月プロジェクト開催	■	■	■	■	■	■		
テストキッチン				■	■			
建設地決定			■					
献立・レシピ・作業基準づくり			■	■	■	■		
厨房機器選定と配置		■	■					
設計図面作成			■					
建設着工					■	■		
CKオープン							試運転	

※焦って見切り発車をするような計画にならないよう、準備段階で余裕を持った無理のない計画づくりが求められる。

(2) セントラルキッチン建設準備事項の概要

1) セントラルキッチン見学研修

CK事業を成功させるには、クックチルやHACCPを導入した工場の建築設備概況や運営システムの概要、留意すべきポイント等について、事前にできるだけ多くのCKの見学研修を行い、ノウハウを吸収しておくことが重要である。

【見学・研修のポイント】

① 食事サービスの理念・献立（日常食・行事食を含む）の種類、サイクル
② 生産食数・食種・人員（CK/SK）
③ 建設計画から竣工までの手順（準備と体制）
④ 投資額（土地・建物・厨房機器・厨房付属機器）
⑤ 調理システム・SKでの再加熱システム（病院・介護施設のSK見学を行う）
⑥ 提供システムと提供先
⑦ 導入厨房機器とメンテナンス

⑧　厨房ゾーニング（人・モノ・情報）・作業フローとゾーン配置
⑨　HACCP 導入と衛生管理の対応
⑩　SK 対応と職員の教育・研修

なお、CK 見学の際には、コンサルタントや CK 業務の経験者などに同行してもらうと実践的ノウハウの確認など、より効果的な見学研修ができる。また、CK 見学で得た知見は必ずレポートにし、全ての関係者が共有できる情報として、CK 建設計画に反映させることが重要である。

2）　サテライトキッチンの献立内容分析

CK 建設は、前述したとおり CK・SK の共同の事業として位置づけることが重要である。そして、計画内容の検討にあたって、まず行うべき作業が SK の献立内容分析である。分析にあたっては表3.3 に示すように、食事区分構成と区分ごとの食数、喫食場所の実態などの把握がポイントとなる。。

【分析の視点】

病院の場合、数多くの食種で構成されており、多様な対応が求められる。また、病院ごとにカロリーや脂肪、塩分等の基準単位が異なっており、CK の活用効果を高めるためには、各 SK 間の統一基準作りが必要である。

①　急性期病院では、平均在院日数が短く、入退院の変動による食数変化が大きいため、献立も短期間のサイクルメニューになっているところが多い。慢性期病院では、在院日数が長く、入退院の変動が小さいため食数の変化が少ないことから、長期間の四季別（30〜40日程度）のメニュー構成となっている。

②　ベッド数と食数は同一ではなく、朝食・昼食・夕食ごとに食数が異なる。また、病床の稼働率や食事内容の調査に基づく食種区分別（常食・特別食・他）食数の把握な

表3.3　病院規模別食種調べ

食種区分	病床数 食数	構成比率
常　　　食		
全　　　粥		
分　粥　食		
特　別　食		
流　動　食		
嚥　下　食		
き　ざ　み　食		
ペ　ー　ス　ト　食		
経　腸　栄　養　剤		
そ　の　他		
合　　　計		

どが、より的確な計画作りの基本となる。

③ 介護度が高い高齢者を多く抱える施設では、嚥下食・きざみ食などの形態食が占める比率が高い傾向にあり、特食比率や個別対応数の把握が重要となる。特食比率や個別対応が多い場合は、特食作りのラインや厨房機器、専任のスタッフ体制を作ることが必要になる。

④ 患者・利用者への配膳の方法（配膳車・食器など）についても検証し、問題がある場合はその原因を確認し改善目標を検討する。

⑤ CK事業では、各SKに対して共通の献立内容で提供することが健全経営の前提となる。もし、個々の病院にバラバラな献立で対応することになると、CKの作業は複雑になり、1人当たりの生産性が落ち、採算性は失われる。したがって、統一献立（約束食事箋・栄養サマリーの統一）が基本的条件であり、この条件についての確認・コンセンサスが極めて重要な要件となる。

⑥ 地域との連携が強い病院や介護施設では、SKから在宅配食事業が行われる場合がある。超高齢社会が進む中で、社会制度全体が「医療から介護へ」移行し確実に在宅

表3.4 給食部門別経営分析調査資料（施設名：　　　　　　）作成年月日

年　度	3年前	単位	2年前	単位	前年比	1年前	単位	前年比	3年前対比	コメント
部門収支										※経費の発生額が分からなければ収入の10％で記載してください。 記載例：患者の高齢化に伴い、嚥下食なども多く手のかかる料理が多くなってきた。 ※診療報酬改定の影響やNST・DPCなど、大きな変更について記載する。
提供食数（年間）					％			％	％	
給食収入		円		円	％		円	％	％	
材料費		円		円	％		円	％	％	
人件費		円		円	％		円	％	％	
経費		円		円	％		円	％	％	
減価償却費		円		円	％		円	％	％	
費用合計		円		円	％		円	％	％	
利　益		円		円	％		円	％	％	
人員合計		人		人	％		人	％	％	
管理栄養士		人		人	％		人	％	％	
栄養士		人		人	％		人	％	％	
調理師		人		人	％		人	％	％	
調理員		人		人	％		人	％	％	
パート（8時間換算）		人		人	％		人	％	％	
総合評価										

※上記の他に、材料費単価・1人当たりの人件費など、病院・介護施設ごとに把握しておくことが重要である。

介護者が増加する。したがって、こうした動向を踏まえた在宅配食事業への取り組みの検討も今後の大きな課題と考えられる。

3) サテライトキッチンの給食部門損益分析（**表3.4** 参照）

事業対象となるSKの給食部門の損益分析を事前に実施しておくことが必要である。その際、基本としては、一定期間の損益計算書を基に、「給食部門損益計算書分析」を行う。

しかし、給食部門の経費が病院全体の費用として計上され、部門別では明らかにならないケースが多く、減価償却費なども面積按分や人員按分などで試算せざるを得ない場合が多い。

また、水道光熱費なども給食専用のメーターが設置されていれば可能であるが、設置されていない場合は、1食当たり10円として固定単価にし、食数を乗ずることで算定する考え方もある。

法人本部などの部門外費用も、法人全体の人員で費用を割り、給食人員を乗ずるなどして算定することが必要である。

いずれにしても、算定の仕方を決め継続的な会計方式で分析を行うことが求められる。

4) セントラルキッチンプロジェクト組織の立ち上げ

CK計画の検討には、「CK建設準備組織」（プロジェクト）を結成し、各SKの条件分析をはじめ、献立づくり、調理方法・システム・厨房機器の選定など、CKの建設準備に責任をもって臨む体制づくりが必要になる。

プロジェクト構成メンバーとしては、**表3.5** に示すように建設関係および経営を担うプロジェクトリーダーと、プロジェクトリーダーを補佐する副長（献立とシステムを担う栄養・献立責任者が兼務でも良い）、調理を担う調理責任者の配置が最低限必要であり、建設前から専任・半専任体制で組織することが求められる。

プロジェクトリーダーは専従配置とし、重要事項を直接経営側と協議決定できる権限と多くの検討事項の決裁権限をもつことが重要である。

その他、プロジェクトの構成メンバーには、衛生管理責任者（専任でなくても配置すべき）やサテライト責任者なども加えることが望ましい。

下記の組織イメージは、日産1,000食以上のCK建設を想定したものである。

表3.5 CK建設プロジェクト構成メンバー（案）

責任者	建設・経営責任者	栄養・献立責任者	調理責任者
経験と資格	法人取締役クラス	300床以上の病院給食経験者	300床以上の病院給食経験者
	法人理事クラス		
	建設と経営責任の経験者	課長以上のクラス	10年以上の調理経験者で指導資質のあるもの

【CKプロジェクト組織の経験と資格】

① プロジェクトリーダー：病院・介護施設建設と経営に関する責任者として経験がある法人理事、取締役クラス。

② 副長：管理栄養士が兼務し、300床以上の病院給食経験者で、10年以上の経験をもつ部長・科（課）長クラス。（献立責任者を兼務してもよい。）

③ 献立責任者：管理栄養士で100～300床の病院給食経験者で、5年以上の経験をもつ課長クラス。（衛生管理担当を兼務してもよい。）

④ 調理責任者：300～500床の病院給食経験者で、10年以上の経験とスチームコンベクションオーブンなど、オペレーション操作と指導ができる調理マニュアルの作成能力のある経験者。

【CK建設プロジェクトづくりの留意点】

大切なことは、プロジェクト内だけではなく、設立法人になる法人の理事長や病院長・施設長・事務長などの経営層および診療部門（看護部・技術部門など）をはじめとする幅広い関係者と、CK建設の目標と理念を共有できるよう努力することである。

給食経験者といってもCK建設と経営の両面に関して熟知している者は少なく、計画を本格的に進める段階では、CK建設と運営に精通した経験者や専門家（コンサルタント）の力を借りることが必要である。

また、専門的に検討しなければならない品質管理・衛生管理などについては、HACCPに詳しい給食団体やコンサルタントの協力も得て、「HACCP教育を受け資格取得」するなどの学習が必要である。また、働く従業員が「CKの運営についての具体的な目標」を出し合い、自らの生きがいと共有できる目標をもってCK建設に参加することも重要である。

3.2 セントラルキッチン事業化のパターン事例

(1) 図3.2①で示したCKは、CK事業として最も多いケースで、病院や高齢者施設を有するグループ法人が、CKを別会社として創業し、自法人の病院・介護施設に展開するCK事業である。

(2) ②で示したCKは、例えば同一法人で病院と隣接する介護施設に配食するケースで、販売しないことを前提に展開が可能となっている。

(3) ③は、最近問い合わせが多くなっている内容で、「老健施設」などから「有料老人ホーム」や「通所施設」など、小規模施設へ配食するミニCKシステム（CKを単独の施設として建設しないで、メイン施設の厨房からサテライトのサブ厨房に配送するシステム）である。

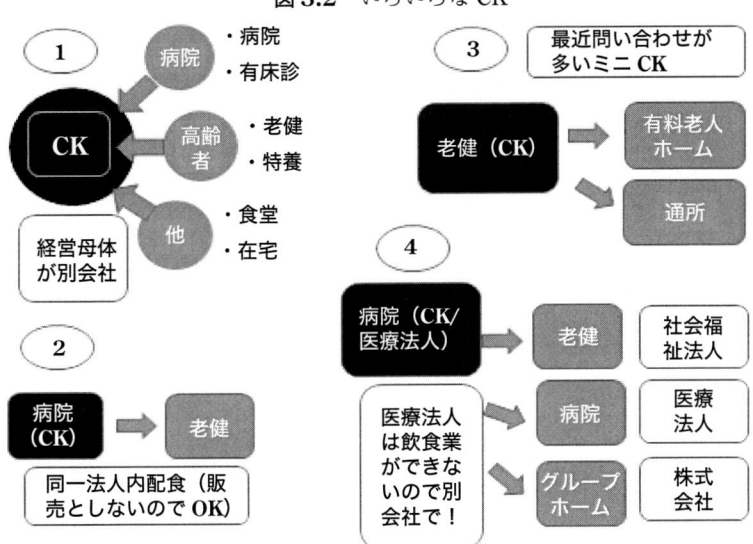

図 3.2　いろいろな CK

(4)　④に示した CK は、病院が単独で CK システムを展開する場合であるが、①と同様に医療法上飲食業は事業展開ができない。したがって、新規事業体で CK を展開する必要がある。

3.3　セントラルキッチン事業化の事例

(A)　都市型 CK

表 3.6 が示すように A の CK は、東京近郊に建設した都市型 CK で全日本民主医療機関連合会傘下の 2 法人 6 病院が母体の CK である。当初、6 病院（別法人）の給食部門損益の合計値は、FL 比率（材料費＋人件費）が 95％近くになり、年間 2 億円を超す赤字状況であった。

赤字給食経営の脱却と診療報酬引下げ対策等の情勢判断から、関連する別法人経営責任者が CK 建設に賛同し建設に踏み切った。

年々着実な前進を遂げ、7 年目で食数を倍加し施設数も 6 倍の 36 か所の医療介護施設の給食を受託するようになった。年間の収支では、9,000 万円を超える黒字化に成功している。

(B)　郊外型 CK

B の CK は、宮城県の仙台市近郊に建設した郊外型 CK である。4 病院 1 法人で作ったグループ CK で、当初 4 病院の給食部門損益の合計値は、A 同様 FL 比率（材料費＋人件費）が 95％を超え、年間 9,000 万円を超す赤字状況であった。

表3.6 CK転換事例

A・CK	CK開始前		CK 7年目
	6病院グループ2法人で開始		配食施設：首都圏　病院12・介護4を含む36施設
	病床数	1,100床	
	1日の提供食数	2,800食	5,800食
	年間給食部門収支（当初）	▲2億円以上	（年間）1億円の黒字・3億円近い改善！

B・CK	CK開始前		CK 9年目
	4病院グループ1法人で開始		配食施設：東北5県で47か所
	病床数	750床	
	1日の提供食数	1,800食	4,000〜4,500食
	年間給食部門収支（当初）	▲9,000万円	黒字幅　グループ全体で（年間）500万円、（1億以上の改善）

※この間、診療報酬引下げ・介護保険から給食費が外されるなど、大きく減収となる要因を抱えながら営業を拡大した。（これらのリスクを加えると相当大きな改善になった。）

　このまま推移すると、年々赤字幅は拡大し病院経営が行き詰まる要因になるとの判断でCKを建設した。介護保険給付から給食費が外され、診療報酬も引き下げられるなどの困難な要件はあったが、年々10％を超える提供食数の増加を遂げ、2012年4月時点での配食施設は47か所になり（積極的に小規模施設配食を展開していることも特徴的）、9年目を経過する中でグループ法人全体として黒字化を達成する要因になっている。

【A、B両CK事例の共通点】
　2CKの事例の共通点は、給食部門の大幅な赤字を克服するため、CK建設で乗り切る英断を行ったことである。重要なポイントは、「医療・介護の複数施設を有しており営業拡大が期待できる組織的基盤があった」ことと、「医療・介護施設で経験を積んだ栄養士・調理師の集団が中核となって事業化」したことである。
　特に、専門的知識が必要となる治療食づくりなど、豊富な病院給食経験を有するスタッフで構成したことが、共通の成功要因としてあげられる。

【CK運営が問題となる事例】
① 　CK建設で問題となる事例では、経営管理者がトップダウンで、厨房設計をCKスタッフとの協議や育成（見学・研修・教育）も十分行わずに、箱モノだけの建設を行ったところが、調理作業の不具合や生産量が拡大することに対応ができないなど、困難を抱える結果に陥っている。
② 　建設と経営の責任者であるCKの施設長が、建設や経営管理者の経験がなく、給食部門にも精通していない場合、建物は建ったが資金繰りをはじめとする経営・運営実務で行き詰まるケースがある。

3.4 事業計画の基本的コンセプト

3.4.1 事業計画書作成

事業計画書は、事業を運営するうえで設計の役割をもつものであり、事業プラン・経営の柱となるものである（**表3.7**参照）。

事業は、CKスタッフ・事業パートナー・販売先・金融機関・仕入先など、事業に関わるすべての利害関係者の協力が必要となり、理解と納得を得るためにも「事業計画書」を作成することが重要である。

事業資金の提供者としての金融機関などは、この事業計画書を融資等の判断材料とし、より詳細に検討することになる。特に、これまで何の実績もない新規事業者の場合は、実績のある事業者とは異なり、多くの努力と信頼を得る活動が必要になる。

3.4.2 事業計画書作成の解説

(1) 事業計画策定の必要事項

事業計画書は、概ね以下のような項目から成っており、この視点で事業計画書を作成することが必要である。

① Why（なぜ）⇒経営目的（何のために、動機と意義、目的・目標の明確化）
② Whom（誰に）⇒ターゲットの明確な設定。患者、入居者、職員、など。
③ Where（どこで）⇒顧客ターゲット（病院、介護施設、在宅及び規模の把握と設定etc.）
④ What（なにを）⇒どのような商品（メニュー）・サービスを。
⑤ How to（どのようにして）⇒どんな仕組みで（限られた資源を活かして、経営が成立すること）
⑥ When（いつ）⇒時期、期間（準備期間、開始時期、展開順番と期間）
⑦ How many ⇒どの位の規模、食数・生産量、売上高で。
⑧ How much（いくらで）⇒販売価格、初期投資、資金収支計画、利益計画等の確認
⑨ Who（誰と）⇒事業パートナー、コンサルタント、必要な人材、アウトソーシングをどうするか。

以上、6W3Hを基本として事業計画書を作成する。

(2) セントラルキッチン初期投資の留意点

① 「営業業種と食事内容・販売生産食数計画書」を作成する。CKの規模は、大まかに言って、**表3.8**が示すように、事業対象・販売食数量など「営業業種と食事内容・販売生産食数計画書」を作成することによって、1日の生産食数が決まり、年間の売

表 3.7 事業計画書

1. 履 歴					
会社名		代表者名		担当者	
連絡先	TEL	Fax		住 所	

事業背景と事業に関して
【医療・介護をめぐる給食経営環境】
特記事項（経験・実績）

2. 事業概要		
【創業予定時期】	平成　　年　　月	
【創業予定場所】		
【予定事業形態】	1 株式会社　　2 個人　　3 その他（　　　　　）	
【業種・事業テーマ】		
【事業に関係する法令、事業に必要な許認可・届出・資格・免許取得の有無】 　　　　　　　資格等を取得見込みの場合は、取得予定時期を記入 　　　　　　　雇用予定者（従業員）が資格等を有する場合も記入		
【創業の動機】 事業の社会的意義を明確にする。 なぜ創業したいのか、創業に対する思い・願いを記入		
【経営理念】 事業を実施するに当たっての基本姿勢、事業の存在意義、社会的貢献性等を記入		
【CK食事提供サービスの内容】 提供する食事、サービスの内容・特徴を具体的に記入		
【外部環境】（経済・社会情勢、競合、周辺人口、立地等について記入）		
機　会		脅　威
人口状況、景気動向、技術革新、社会現象、立地環境等事業に関連する社会的環境(自分の努力では変えられない環境)について、良い方向(機会)か悪い方向(脅威)かを分析		
事業にとって追い風になる環境状況		事業にとって逆風となる環境状況

第3章　セントラルキッチン建設と事業計画

【内部環境】（人材、製品、資金、ノウハウ等について記入）	
強　　み	弱　　み
自分の能力や協力者の援助等の経営資源（人、物、金、情報）が事業運営において強みになるか弱みになるか、得意分野と苦手分野を客観的に評価・分析	
例：食事の独創性、豊富な知識、オンリーワンの技術力があるなど…。	例：開発力がない、営業力がない、財務・経理に疎い、同業者しか知り合いがいないなど…。

【新規性及び既存製品・技術等との比較優位性】	
当事業の製品・技術等	既存の製品・技術等
競合他社の現状・動向を現地調査等で可能な限り収集する。競合他社の商品・サービスについて、いろんな切り口（概念、軸）で分析し、当社が優位性を発揮できるポジショニングを明確にする。ポジショニングを明確にした上で、競合他社より優れている点、顧客から選ばれる理由を記入する。	

【事業実施に向けての課題と解決方法】
外部・内部環境における脅威、弱み等から想定されるリスクや課題を抽出し、対処方法や解決策を提示する。

【事業協力者（パートナー、ネットワーク等）の概要】
事業パートナー・助言者・事業協力者等の人脈（ネットワーク）とその支援内容

【人員計画】（延べ人数を記入）

項　　目	1年目	2年目	3年目	備　考　欄
役員（事業主）	人	人	人	※毎年効率的運営をめざし人件費を増加させない。取り組み課題を明確にする。
常勤職員	人	人	人	
非常勤職員	人	人	人	
合　　計	人	人	人	

3. 製造・販売方法

【対象顧客】
顧客ターゲット：対象顧客を、病院や高齢者施設・(性別、年齢、職業、地域、所得水準)生活様式等で、規模、業種・業態、地域、事業計画年数等で細分化し絞り込む。

【対象顧客のニーズ】
絞り込んだ顧客が、どういうことに困っているか、どのようなニーズをもっているかを独自調査のほか、統計データ、調査データ等から客観的に実証する。

【仕入（製造）方法】
(仕入方法)原材料の仕入先、原価（仕入単価）、支払条件等を記入。例：産直・市場から食材（△△）を仕入れる。CKは、献立、レシピ、調理方法(クックチル)等を記入。病院・高齢者施設へ○施設出荷。日産○食等

【販売方法】

価　格
主なメニュー毎の平均単価を記入、原価、販売価格（値頃感：リーズナブル）、競合他社の状況、地域特性、利益計画、売上目標等総合的に検討を加える。

販　路
CK活用の利点をどう認識させるか、どのように販売網を築くか、アクセス方法を明確にする。販路として計画しているルート（販売先）、そのシェア構成やマージン率、受取条件等を記入。

販売促進
HACCPを構築し、信頼性、安全性、安心感を明確にする。どのようなネーミングやプレミアをつけるかによって、食事提供サービスの認知度を高め、利用促進を図るかを考える。ホームページ等の販促手段も記入。

4. 財務計画

【予想損益】
(単位：千円)

項　目	金　額	構成比
①売上高		
②売上原価		
③売上総利益（①－②）		
④販売費及び一般管理費		
⑤営業利益（③－④）		
⑥営業外収益（預金利息、助成金、補助金など）		
⑦営業外費用（支払利息・割引料など）		
⑧経常利益（⑤+⑥－⑦）		
⑨法人税・所得税等充当額		
⑩税引後利益（⑧－⑨）		
⑪減価償却費		
⑫償却前税引後利益（キャッシュフロー）（⑩+⑪）		

- ①売上高 → 別紙病院や高齢者施設・食堂など販売先別売上計画書を添付
- ②売上原価 → 積上げによる積算が望ましいが、不明の場合は、売上高に原価率を掛けて求める
- ④販売費及び一般管理費 → 別紙販売費及び一般管理費内訳表を添付、開業費・創業前の経費も含む
- ⑦営業外費用 → 別紙借入金・支払利息計算表で算出
- ⑨法人税・所得税等充当額 → 法人の場合経常利益⑧の50％
- ⑪減価償却費 → 別紙設備投資・減価償却計算表で算出

【予想資金収支】

収　入	自己資金	
	借　入	
	償却前税引後利益（キャッシュフロー）（上記⑫再掲）	
	計　（A）	
支　出	設備資金	
	増加運転資金	
	借入金返済	
	計　（B）	
当期差額(C)=（A）－（B）		
前期繰越差額（D）		
次期繰越差額(E)=（C）+（D）		

- 計（A） → 別紙設備資金内訳表を添付
- 増加運転資金 → (当期末売掛債権－前期末売掛債権)+(当期末棚卸資産－前期末棚卸資産)－(当期末買掛債務－前期末買掛債務)で算出
  - ※ 売掛債権：売掛金、未収金、受取手形等
  - ※ 買掛債務：買掛金、未払金、支払手形等
  - ※ 棚卸資産：製品・商品在庫
- 次期繰越差額 → ここがマイナスになると上記借入等で資金手当が必要。それができなければ経営破綻となる。

【販売先別・顧客別売上計画書】

顧客・販売先	月～　月	年合計	売上構成比＆備考
病　院			
介護施設			
通　所			
福祉施設			
食　堂			
在宅配食			
その他			
合　計			

第3章　セントラルキッチン建設と事業計画

【販売費及び一般管理費内訳表】

項　目		年　度	
		金　額	構成比
人件費	役員報酬（法人の場合）		
	常勤給与・賞与		
	非常勤給与		
	福利厚生費		
旅費・交通費			
広告宣伝費			
通信費			
地代・家賃・賃借料			
水道光熱費			
消耗品費			
租税公課			
減価償却費			
保険料			
その他（予備費）			
合　　計			

> 合計は、財務計画の予想損益の④販売費及び一般管理費と一致する。

【借入金・支払利息計算表】

借入先	借入額	返済条件 (償還期間・利率等)	借入残高	支払利息
政府資金				
○○銀行				
○○銀行				
合　計				

> 借入返済計画書より年度支払額を計上。予想損益⑦と同額になる。

【減価償却計算表】

設備名	取得価額	耐用年数	減価償却費
		省令参照	
計			

> 定額法
> 取得価額÷耐用年数×使用月数÷12で算出
> 定率法
> 未償却残高×償却率×2.5×使用月数÷12で算出
> ※減価償却法は、どちらを選択してもよい。

【設備資金内訳表】

	内　訳
CK工場建設に必要な資金	土地・建物代・設計料
	電気・空調・給排水工事費
	厨房機器
	厨房什器
	自動車
	献立ソフト
	消耗備品他
	その他（諸税）
	見積合計額

表 3.8 セントラルキッチン営業・販売計画書

区　分	業　種	種　類	食事場所	販売単価	主な販売品目
病　院	患者給食	治療食	ベッドサイド	＊＊＊円/食	治療食
	職員食	健康食	食　堂	＊＊＊円/食	定食・麺
介護施設	介護食	介護食	食　堂	＊＊＊円/食	介護食
通所施設	惣　菜	健康食	食　堂	＊＊＊円/食	惣　菜
在宅配食	弁　当	在宅配食	自　宅	＊＊＊円/食	弁　当

上額が試算できる。

② 経営的な投資額に関して、この年間売上額を基に、「年間売上総額/投資額＝ 0.8〜1.0 回転以内」で算定し、初期投資額の目安にすることができる。

③ CK建設には、土地・建物・空調・給排水・電気・ガス・厨房機器・厨房備品・献立ソフト・IT機器・自動車・倉庫などの建設費と諸経費、そして人件費・材料費・経費などの運転資金、いわゆる初期投資がかかる。

④ 献立から、煮物・焼き物・揚げ物・ゆでものなど、どのような料理をどのくらい提供するのか、数量を集計分析しそれに基づいて調理システムを構築することによって、厨房設備・厨房スペースが決められ、厨房設計を行うことができ、CK建設の全ての基礎がつくられる。

⑤ クックチル調理では、ブラストチラーなど冷却設備などが必要となり、クックサーブシステムとは異なる設備投資が必要となる。

⑥ 新調理システムで再加熱カートを導入する場合には、クックサーブの温冷配膳車導入と同様に、初期投資は大きいものとなる。

⑦ 次に、設計に基づき、各業者見積りにより建設投資額を決めることができる。

(3) 設備投資の考え方

設備投資を行う際は、次の 2 点からの検討が大切である。
・設備投資の必要性
・資金調達の可能性

① 設備投資は、金額が多大なものになることが多く、その投資が長期にわたって企業の行動を制約し、容易に変更することができない。（固定費）

② このため、投資にあたっては、資金繰り、投資の採算性などを十分検討して行う必要がある。

③ 特に厨房機器は不要になった場合に売却しても、非常に安い価格でしか売却できないことが多く、設備投資は特に慎重に行うべきである。

④　設備投資を行うかどうかの判断は、簡単に言えば、投下する資金に対して、将来その投下資金以上の利益が得られるかが基準となる。

⑤　投資目的は何か、新規事業や増産などの設備投資については以下の事項の検討と判断が必要である。

　Ⅰ．直接収益に結びつくものは、付加価値を生み出すことを前提に、増産や新製品生産、品質向上につながるものでなければならない。

　Ⅱ．直接収益に結びつきにくいもの（付加価値は生み出せないが、衛生上必要なものでムダではないもの）

　Ⅲ．投資は本当に必要か
　　・アウトソーシングで切り抜けられないか
　　・既存設備の手直しで対応できないか

　Ⅳ．投資に見合う仕事量があるか（稼働率の確保）
　　・仕事に季節性がある場合、設備能力の上限設定や不足分の仕事量の補充策をどう考えるか。

⑥　投資には、メンテナンス料も十分検討が必要な項目である。機器は安かったが後年に修理費が相当かかった例などは多く聞く。特に、コンピューター内蔵機器や制御装置などが設置された機器は、注意を要する。また、外国製の機器は、メンテナンスの際には国産より費用が相当高く掛かるものが多い。

(4) 資金調達

資金調達は、投資物件の取得方法には概ね3通りあるが、メリット・デメリットもあり、慎重に検討する必要がある。

①　リース
・物件の代金、金利、税金、保険料、事務手続き料などが含まれるので割高となる。しかし、ユーザーの手間は購入に比べ軽減される。
・途中解約はほとんどできない。
・リース期間は、通常2～6年程度の長期契約であり、あらゆる物件が対象になる。

②　レンタル
・厨房機器にはほとんどなく事務機等である。
・物件の代金、金利、税金、保険料、事務手続き料などが含まれるので、購入に比べ割高となるが、資金調達などの手間は軽減される。
・途中解約は原則可能である。（注意することは、違約金が発生する場合が多い。）
・レンタル期間は、通常、短期間契約であり、汎用性のある物件に限られる。

③ 購　入
- 一括支払いのため、資金負担は大きい。しかし、減価償却費が発生し新たな設備投資の資金が留保できる。
- 資金調達は、自己資金以外は時間がかかるので、計画的に進めるのが賢明である。
- 資金調達するには、投資計画書（または、事業計画書）の作成が不可欠である。
- 自己資金
- 借　入

　⇒国の主な融資制度（農林水産省、商工中金、日本政策金融公庫など）

　⇒県や市町村の融資制度（間接融資制度、直接融資制度）

　⇒金融機関
- 補助金

　⇒CKへの直接的補助金制度はないが、CKの一部（カット野菜工場など）に高齢者・障害者を雇用することで、「高齢者・障害者雇用促進」の助成金により建設することはできる。

※県や市によって異なるが、企業誘致補助や諸税の減免もあるので、事業を考える場合には、事前に県や市へ問い合わせを行い情報を得ることが必要である。

※農林水産省では、雇用と所得を確保し、若者や子供も集落に定住できる社会を構築するため、農林漁業と加工・販売の一体化や、地域資源を活用した新たな産業の創出を促進するなど、農山漁村の6次産業化を補助金制度で推進している。

(5) 設備投資と回収計画の考え方

　どのような機械を設備投資するかは、献立から内容と数量分析を行い、必要な調理機器を選定する。例えばスチコンなどの機能では、10段と24段のどちらを選定するかは、同一に調理する料理のボリュームがどれだけあるかによって、作業効率と生産性から機器能力を判断し選定することになる。

　これは、著者の反省でもあるが、当初計画の生産数量が5年で倍加したにもかかわらず、従来の機器構成で作業を行うことによって、当然のことながら作業効率が悪くなっていた。その後、調理師からの要望も出され24段のスチコンを2台導入したところ、業務改善の努力もあるが、6人で行っていた加熱調理作業が3人で行うことができるようになるなど、大きな改善成果をつくりだした。

　CKは、初期投資段階でもそうであるが、生産量が拡大することによって設備導入を常に検討しなければならず、作業の生産性、効率性、利益そして投資時期など総合的に判断することが必要であり、以下の基本的な経営的試算と判断が求められる。

① 回収期間法
- 回収期間法とは、何年で投資した資金を回収できるかを試算するものである。
- 投資額と予測利益が分かっていれば、回収できる期間は「投資額÷予測利益」で求めることができる。
- 使えるお金、つまり利益と減価償却費が年間キャッシュフローとなる。

※年間キャッシュフロー＝利益＋減価償却費
※回収期間＝(投資額÷年間キャシュフロー)、何年で回収できるかが判断できる。

② 設備投資を検討する場合（仮説）
◎例として、2台のスチコンの設備投資で試算する。
【算定条件】（表3.9 参照）
- Aスチコン 取得価格3,000,000円、利益は年300,000円とする。減価償却（定額法）5年、1年に600,000円、残存価格は無いものする。
- Bスチコン 取得価格6,000,000円、利益は年900,000円とする。減価償却（定額法）5年、1年に1,200,000円、残存価格は無いものする。
- 回収期間法

   (ア) Aスチコン 取得価格3,000,000÷(利益300,000＋減価償却費600,000)＝3.33年

   (イ) Bスチコン 取得価格6,000,000÷(利益900,000＋減価償却費1,200,000)＝2.86年

このように計算すると、高価であるBスチコンの方が、早く投資資金を回収できるので、Bを購入した方が良いと結論づけられる。

- 利益が分からない場合

例えば、上記の例を償却期間3年のスチコンとして回収期間法で考えてみる。わからない利益額は、利益A、利益Bとして考える。そして回収期間が全く同じになる利益額はいくらかを考える。

計算式　$3,000,000 \div (A+600,000) = 6,000,000 \div (B+1,200,000)$

これは、単純であるがB＝2×Aの関係になっている。

このことは、高額な6,000,000円のスチコンを購入する場合は、3,000,000円のスチコン

表3.9　設備投資検討試算

仮説試算	投資案Aスチコン 10段	投資案Bスチコン 20段
取得価格	3,000,000円	6,000,000円
耐用年数	5年	5年
減価償却額（年）	600,000円	1,200,000円
投資利益額	300,000円	900,000円

より2倍の利益を上げる必要がある。

　そのためには、どれだけ調理するか数量が課題になり、2倍の利益を上げることができる調理対象（数量×単価）と見込みがあるのかが重要になる。（単品で多量になる調理の食数がポイントとなり、献立分析データが重要な判断材料となる。）

(6)　損益計算書作成（表3.7　事業計画書の財務計画参照）
① 損益計算書というのは、「月間・年間の期間ごとの経営成績を表すもの」である。
② 損益計算書を読み解くことで、CKの売上金額はもちろんのこと、売上げにかかった費用やCK本業で利益を得たのか？　副業で利益を得たのか？　という点まで把握できる。
③ 損益計算書で注目すべき数値は、「売上高」と、売上高から費用などを差し引いた「5つの利益（売上総利益・営業利益・経常利益・税引前当期利益・当期利益）」である。
④ 売上高とは、本業を軸に、業務での収入すべてを合計したものである。売上高の大きさは、そのCKの事業規模を表す。
⑤ 売上総利益とは、売上高から売上原価（仕入材料費）を差し引いた（売上高－売上原価）もので、おおざっぱな利益のことをいう。粗利益（あらりえき）ともいわれる。
⑥ 営業利益とは、売上総利益から給料や水道光熱費、衛生材料費、修繕費などCKを維持し、売上げを上げるために使った経費を差し引いた額（売上総利益－販売費・一般管理費）で、いわゆる本業の利益である。
⑦ 経常利益とは、営業利益に対して、配当や利息など本業以外の収支（営業外収益・営業外費用）で加減した額で、本業以外の利益を含めた会社の利益である。
⑧ 税引前当期利益とは、経常利益に対して、土地の売却益や退職金支払いなどの特別な理由による収支を加減した利益である。税引前当期利益は特別利益・特別損失が大きい場合に大きく変動する利益である。
⑨ 当期利益（純利益）とは、税引前当期利益から、税金を支払った残り（税引前当期利益－税金）のことを言い、いわゆる純利益がこれに当たる。

(7)　材料費・人件費・経費の算出と考え方
① CK材料費は、一般的に売上げの35～45％と試算できるが、仕入れの仕方で大きく異なる。例えば、PB（プライベートブランド）や市販品の使用頻度が高い場合は、材料費が上がり人件費比率は低下する。また、ほとんどの料理をCKで調理加工すると、人件費は上がるが、材料費率は低下する。材料費と人件費をバラバラで検討するのではなく、FLコスト（材料費＋人件費）で検討することが重要である。
② FL比率（材料費比率＋人件費比率）の目標としては、70～75％以内にすることが

望ましい。
③　水道光熱費では、電気・ガス・水道が主なコストになるが、建設段階で電化厨房かガスを使用するのか、エネルギー選択が重要となる。
④　電気の場合、デマンドコスト（最大需要電力が契約電力）が問題になり、空調設備はガスで対応し、厨房機器は電気で行うなど、ガスと電気の併用で電気料を低減しているところもある。
⑤　CKは、配送システムも課題となる。配送は、バルク方式や3食盛付けし配食するシステムなど、配食するシステムを決定することで、配送設備・備品が決まる。
⑥　配送する距離や費用にもよるが、自社便で配送するか物流便を使って配送するか、イニシャルコスト・ランニングコストを十分検討し選択することが重要である。
⑦　経費は、衛生材料費・消耗備品・修繕費などがあるが、人員の増加と比例する経費も多く、人員増と経費増を同時に試算することが必要になる。
⑧　CKの人件費については、とりわけ厨房機器（例：スチコン10段と20段では生産能力が倍違う）と調理システムで生産能力などが異なり、十分研究を要するところである。
⑨　SKの人件費については、提供システムによって作業リスクが異なり、作業人員と人件費に直結する。
⑩　CK・SKの人件費は、いかに生産性の高い効率的なシステム作りと機器導入などが構築できるかで左右される。
⑪　特にSKは、再加熱システムによって人員の構成は異なるので、再加熱システムの選択と作業フロー計画をしっかり作り上げることが重要である。何度も言うが、「食事は3食365日何十年も行う作業」である。
⑫　これらの基本計画（試算）が確立することで、経営計画（売上げ・人件費・材料費・経費・減価償却費）ができる。

(8) 損益分岐点管理

①　「損益分岐点」とは、収益と費用の額が等しくなる点、すなわち損益が0（ゼロ）になる地点が採算分岐点である（図3.3参照）。
②　損益分岐点分析では、費用の2分類といっても人件費や材料費で分けるのではなく、固定費と変動費に区分する。
③　固定費は、収入の増減に関係なく、固定的に発生する費用（人件費・家賃・税金・減価償却費など）が該当し、簡便的には材料費以外のすべての費用を固定費とする。
④　変動費は、収入に比例し増減する費用、簡便的には材料費が該当する。
⑤　損益分岐点の考え方は、変動費は収益の変動に比例し、変動費率は一定する。固定

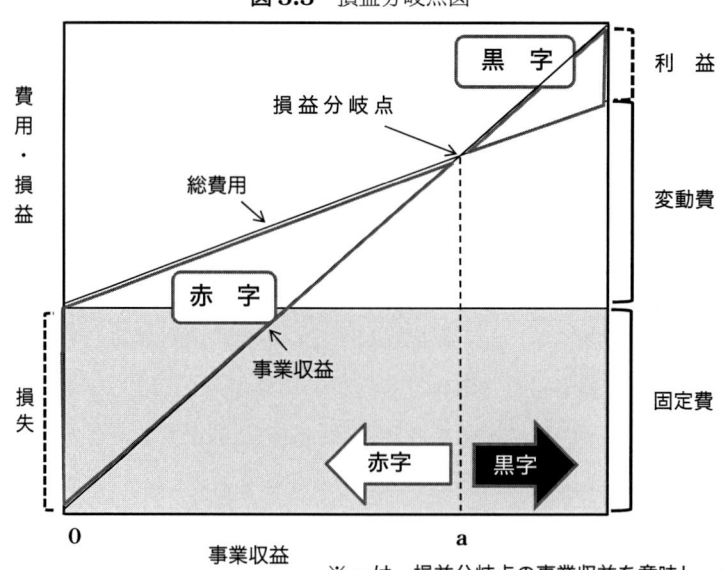

図 3.3　損益分岐点図

※ a は、損益分岐点の事業収益を意味し、a 未満であれば赤字、a を超えていれば黒字となる。

費は、予算化し変動費率を見積もることにより、事業収益を算定することができる。

⑥　さらに、次の計算式を使い、目標とする利益を加え、目標利益を明確にし、収益や費用の対策を検討することができる。

$$事業収益（損益分岐点）＝\frac{固定費＋目標利益}{1－変動費率（変動費／売上額）}$$

⑦　これによって、事業収益目標値と固定費（人件費）・変動費（材料費）の引下げ目標値を定めるなど、採算分岐点を設定し管理目標を定めることができる。

(9) キャッシュフロー計算書

大切なのは、「キャッシュフロー計算書の作成」である。損益は必ずしも現金等の収支と一致せず、損益計算書上は利益があっても借入金を返済する資金が不足すれば企業は倒産（黒字倒産）に追い込まれる。金融機関からの借入れは現金の増加となるが、損益計算における収益ではない。また、減価償却費は損益計算上では費用となるが、同一会計期間における現金支出とは一致しない。

キャッシュフロー計算書の作成目的は、損益計算書とは別の観点から企業の資金状況を開示、すなわち企業の現金創出能力と借入金などの返済能力を示す資料である。

表3.10 キャッシュフロー計算書（例）

	営業活動によるキャッシュフロー		
1	税引前当期純利益	3,000	
2	減価償却費	1,500	
3	売上債権の増減額	−1,000	
4	棚卸資産の増減額	−1,500	
5	仕入債務の増減額	1,200	
6	小計	3,200	(1)〜(5)の合計
7	法人税等の支払額	−1,100	
8	営業活動によるキャッシュフロー	2,100	(6)+(7)
	投資活動によるキャッシュフロー		
9	有価証券の取得	−400	
10	有価証券の売却	300	
11	固定資産の取得	−2,500	
12	固定資産の売却	1,000	
13	投資活動によるキャッシュフロー	−1,600	(9)〜(12)の合計
	財務活動によるキャッシュフロー		
14	短期借入金の増加	1,700	
15	短期借入金の返済	−1,300	
16	長期借入金の増加	1,400	
17	長期借入金の返済	−1,200	
18	配当金の支払額	−300	
19	財務活動によるキャッシュフロー	300	(14)〜(18)の合計
20	現金および現金同等物の増加額	800	(8)+(13)+(19)
21	現金および現金同等物の期首残高	600	
	現金および現金同等物の期末残高	1,400	(20)+(21)

（吉田　雄次）

第4章 セントラルキッチン・サテライトキッチンの基本システムと衛生管理

4.1 従来の調理から配膳までの方法と新調理システム

　セントラルキッチン（CK）から調理済みの食品を配送する場合、主たる調理方法は調理日と消費日を含む5日間の保証期限のクックチルになる。数か月保存できるクックフリーズ、そして肉魚を柔らかく提供できる真空調理もクックチルを助けて利用されている。新調理法と呼ばれるこれらの3方法では、急速冷却（0～3℃）、または急速冷凍（－18℃以下）を利用することにより、従来調理（クックサーブ）ではできなかった調理と消費の分離を安全に実現させることができる。分離の意味は、調理する場所と提供する場所が離れていても良いということだけでなく、調理と提供が別の日で良いことを意味する。

図4.1 クックサーブとクックチルをはじめとする新調理法

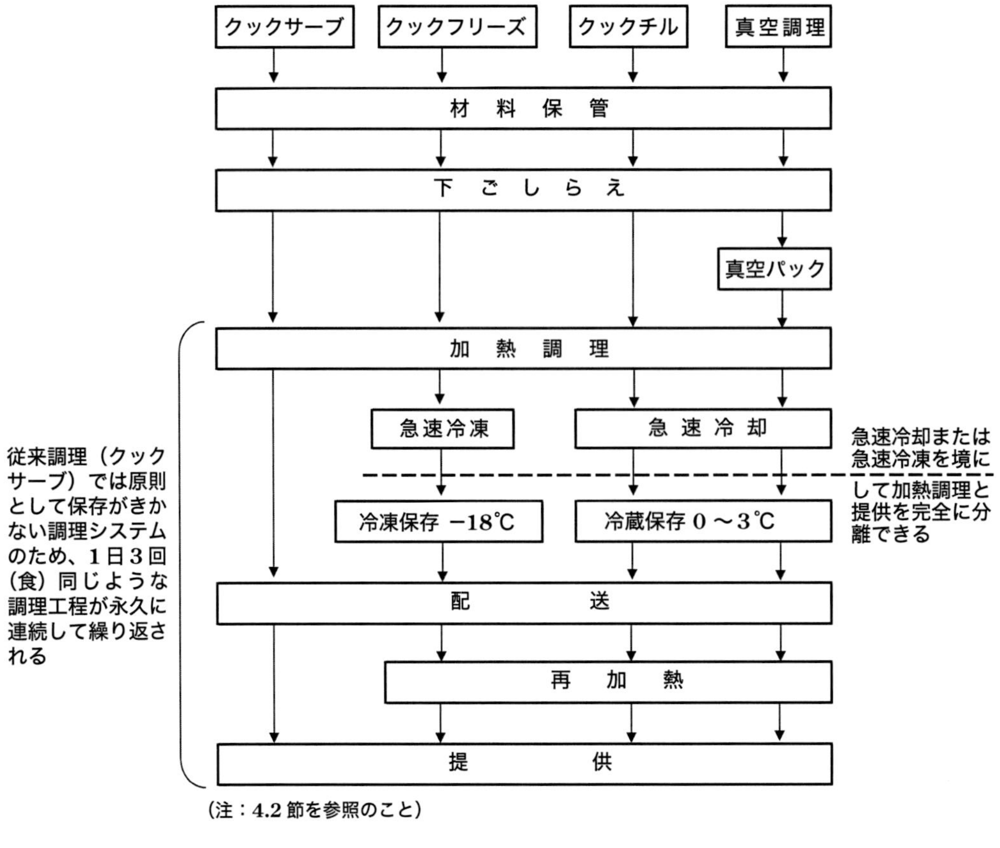

```
クックサーブ   クックフリーズ   クックチル   真空調理
     ↓            ↓           ↓         ↓
            材 料 保 管
                 ↓
            下 ご し ら え
                               ↓
                            真空パック
                 ↓
            加 熱 調 理
         ↓              ↓
      急 速 冷 凍      急 速 冷 却
- - - - - - - - - - - - - - - - - - - - -
      冷凍保存 －18℃    冷蔵保存 0～3℃
                 ↓
               配　送
                 ↓
             再　加　熱
                 ↓
               提　供
```

従来調理（クックサーブ）では原則として保存がきかない調理システムのため、1日3回（食）同じような調理工程が永久に連続して繰り返される

急速冷却または急速冷凍を境にして加熱調理と提供を完全に分離できる

（注：4.2節を参照のこと）

図4.2 クックチルのプロセス

従来の調理手順（クックサーブ）

下ごしらえ → 加熱調理 → 配送 → 提供

クックチル

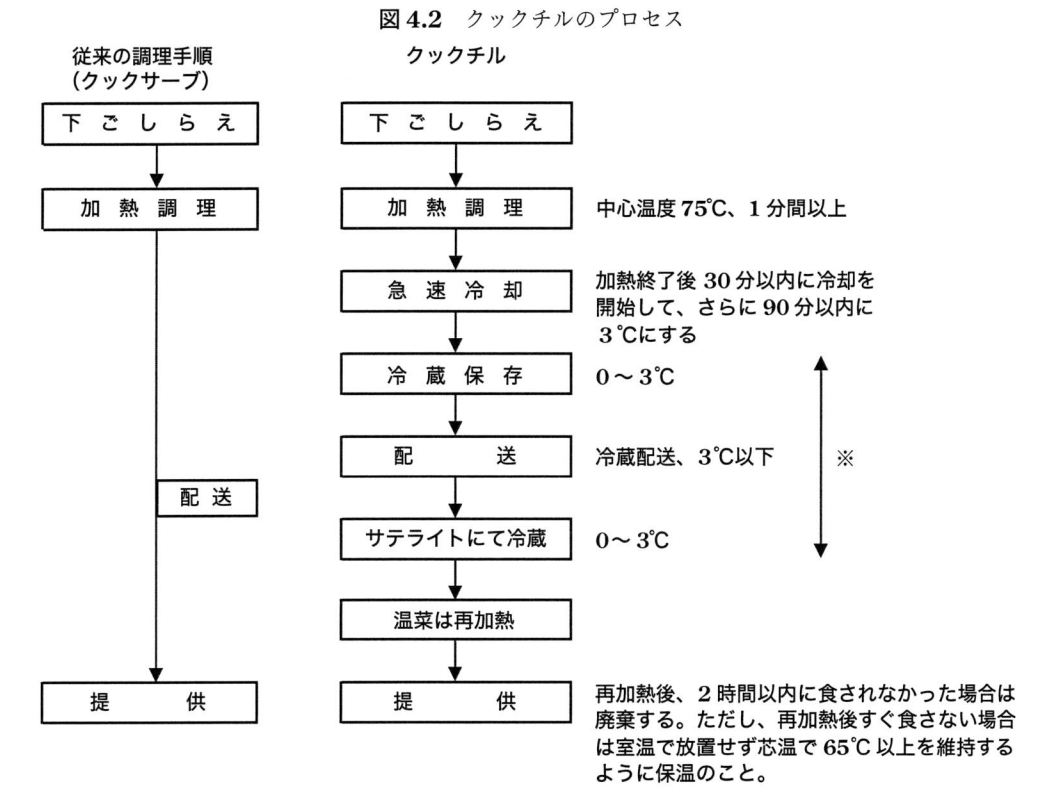

下ごしらえ → 加熱調理（中心温度75℃、1分間以上）→ 急速冷却（加熱終了後30分以内に冷却を開始して、さらに90分以内に3℃にする）→ 冷蔵保存（0～3℃）→ 配送（冷蔵配送、3℃以下）※ → サテライトにて冷蔵（0～3℃）→ 温菜は再加熱 → 提供（再加熱後、2時間以内に食されなかった場合は廃棄する。ただし、再加熱後すぐ食さない場合は室温で放置せず芯温で65℃以上を維持するように保温のこと。）

※チルド食品の安全限界は10℃である。保存、配送中にこの温度を超えた食品は廃棄すること。5～10℃に短時間であるが達したものは12時間以内なら再加熱、提供できる。

　クックサーブの調理工程をクックチル、真空調理、クックフリーズと比べて表したのが**図4.1**である。なお真空調理は、チルド温度まで冷却することも、冷凍することもできるが、この図ではチルド帯のみを示す。クックチルのプロセスを詳しく表したのが**図4.2**である。

　日本において"クックチル"という言葉が使われ始めたのは1990年ころであるが、前もって加熱調理して冷却、冷蔵することは昔から行われていた。前もって調理しておくフランス料理のソース、スープのほか、機内食工場で調理冷却して航空機内で提供される機内食も同じ類である。

　クックチル、クックフリーズと同時に日本に伝わった言葉にクックサーブがある。それぞれ Cook Chill, Cook Freeze, Cook Serve であり、加熱調理（Cook）した後に、冷却（Chill）、冷凍（Freeze）、またはそのまま提供（Serve）することを意味している。真空調理（Cuisson sous vide）は真空パックした食材を袋の外から湯またはスチームで加熱調理する方法であり、単に食材を真空パックするのみで加熱しないものは含まれない。

　病院内、施設内でこれまで行われてきた調理から提供までの方法、そして近年増えつつ

図 4.3 病院食の調理・配膳方式－クックサーブとクックチル、院内調理と院外調理を含む主たる方式

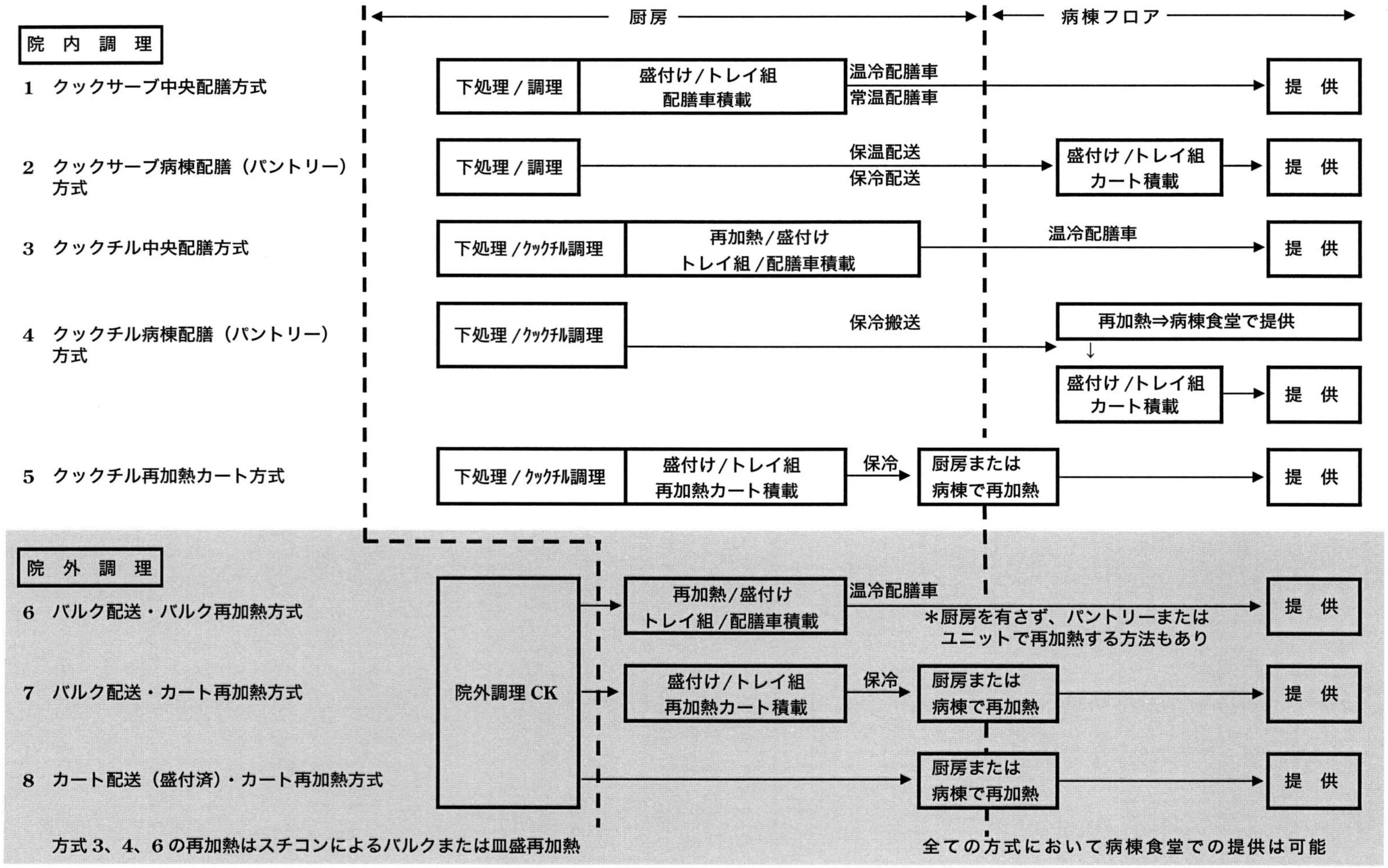

表 4.1 院内および院外調理における各方式の一般的評価

院内調理の方式
1 クックサーブ中央配膳方式
2 クックサーブ病棟配膳方式
3 クックチル中央配膳方式 ＊一部メニューはクックサーブ
4 クックチルパントリー方式 ＊一部メニューはクックサーブ
5 クックチル再加熱カート方式

院外調理の方式
6 バルク配送・バルク再加熱方式
7 バルク配送・カート再加熱方式
8 カート配送（盛付済）・カート再加熱方式

一般的評価
◎優る
○普通（許容範囲内）
△劣る

各方式の評価（下記は一般的評価であり、すべての病院、施設にあてはまるわけではない。）

調理／配膳システム		1	2	3	4	5	6	7	8
食事の安全性		○	○	○	○	◎	◎	◎	◎
適温提供	小規模施設	△〜○	○	○	○	◎	○〜◎	◎	◎
	大規模施設	△〜○	△〜○	△〜○	○〜◎	◎	△〜○	◎	◎
提供できるメニュー範囲		◎	◎	◎	◎	○	○	○	○
運営に要するスタッフ数		◎	△	◎	△	◎	◎	◎	◎

注意
・すべての施設外調理施設は HACCP で管理されていると想定している。
・適温提供とは中心温度で温菜 65℃以上、冷菜 10℃以下を意味する。（◎が該当）

ある院内、施設内クックチル、さらには外部の CK から調理済みで購入する場合の調理から提供までの主たる方式とその工程を**図 4.3** に示す。

この図に記載された各々の方式について、食事の安全性、適温提供の可否、運営に要するスタッフ数などの一般的評価を参考として**表 4.1** に示した。

この表は病院食を中心にして作成したが、特別養護老人ホーム、老人保健施設等の介護施設においても適用できるものである。

4.2 セントラルキッチンのシステム

CK で使われている調理システムとしては、クックチルが中心となり、真空調理、クックフリーズが補助することになるが、以下の方法も使用されているので紹介する。

① 包装後加熱殺菌⇒いったんクックチルした食材を真空包装して湯中またはスチームにて加熱殺菌する方法。

② ホットパック⇒加熱調理直後の熱い状態で包装して食材を封じ込めるので①と同じように保存日数が長くなる。

③ セミレトルト⇒セミレトルトというのは通称であり、レトルト釜を使用するがレトルト製品に比べてやや低温で加熱する方法。常温での保存はで

きないが、冷蔵で数か月以上保存可能である。

これらはクックチルより保証期限を伸ばす方法であり、技術的には確立されて惣菜分野ではすでに使われてきた方法である。いずれの方法も冷蔵で少なくとも2週間以上は保存できるが、メニュー、食味等により喫食者に良い評価をもらえる期限を決めて運用する必要がある。

4.3　サテライトキッチンのシステム

CKからクックチルなどで全て調理された食品の供給を受けるサテライトキッチン(SK)では、再加熱、盛付け、そして食器洗浄が主な作業となる。CKから主菜、副菜だけの供給を受けるSKでは、毎日、炊飯と汁物調理（クックサーブ）をすることになる。SKにおける大体の作業工程を図4.3の下部の院外調理の3方式に示す。

計画する際に、調理〜配膳のシステム全体に大きく影響を与えるのは再加熱方法である。病院または介護施設等の種別、SKとして使うことができるスペース、食堂の有無、経営者の食事に対する考え方などで、いくつかある再加熱方法から選ぶことになる。いずれの方法を用いるかが作業効率や提供できるメニューに大きく影響するので、慎重に選んで導入する必要がある。

(1) 再加熱方法は、
　・スチコン⇒バルク方式（再加熱後に盛付けする）
　　　　　　　皿盛再加熱方式（食器に盛り付けて再加熱）中〜小規模向き
　・再加熱カート⇒熱風式
　　　　　　　　　熱伝導式
　　　　　　　　　IH式
　・電子レンジ⇒　　　　　　　　　　　　　　　　小規模施設のみ

(2) 食器

各々の再加熱の方法に適する食器があるが、病院、施設の規模や、食事に対する考え方でも選定に差が出る。一般的には、大規模ではメラミン食器、小規模で居住系施設や介護施設では陶磁器が選ばれる。

(3) 食環境

食堂の有無もSKの提供システムに関係する。ユニットケアの特別養護老人ホームや有料老人ホームのように小人数単位または個人で食事をするような施設ではそれに適する方式があるので、再加熱方法と合わせて最適なシステムを作ることが重要である。

4.4　セントラルキッチンの衛生管理

CKでは、原材料から患者食、介護食などの製品になるまで、原則として一方通行で、汚染区域、準清潔区域、そして清潔区域で各々の調理加工プロセスを経て出荷されていく。その過程においては、意識していなくてもT・T管理（温度・時間管理）が守られるような仕組みと設備が備わっていなければならない。

そのT・T管理と同様に重要なこととして、CK内に菌を持ち込まない、食品を汚染させない（＝菌をつけない）ことがある。大量調理でありながら、多品種少量の治療食や形態食も作るCKでは、食品工場とは異なり各調理工程には人の手が食品に直接的に、また、器具等を介して間接的に触れる作業が数多くある。すべての工程を通じて汚染をさせないようにする仕組みが必要である。その仕組みには調理機器、器具が洗浄消毒しやすいこと、調理生産作業において人の手作業が少ないように考えられた調理加工工程、そして厨房環境としての天井、壁、床、空調、側溝等が汚染を助けないようになっていることが含まれる。

T・T管理と汚染防止が重要であり、衛生管理しやすい仕組みが必要であることを述べたが、高度衛生管理システムでは、その仕組みを基盤にして、継続的に調理スタッフに教育をして衛生意識を維持向上させていかなければならない。仕組みを整えてマニュアルを守ることにより防止できる危害がある一方、多種多様な厨房作業がある中で、調理スタッフ自身が判断しなければならないことがある。正しい判断ができるかどうかは日ごろの衛生教育に依存することになる。継続的に衛生教育を実施して、何が衛生危害につながるか、何をしてはならないかなどを身につけておくことが求められる。ルールを単にルールとして守るように指示するだけでは、ルール破りが生じやすい。なぜ、そのルールが決められているか、破ればどのような衛生危害が発生するかを、下処理や調理を担当するスタッフはもちろんのこと、食材受入れから出荷までの食品を取り扱う全スタッフに継続的に教え、意識させなければならない。

4.5　衛生管理システムの構築

病院や介護施設の厨房の衛生管理とCKの衛生管理の基本は同じである。異なることは、CKでクックチル調理した食品が食されるのは1〜4日後になることである。従来の院内、施設内調理に比べて厳しく管理しなければならないことは、クックチルした食品を冷蔵中および配送中などを通じて消費されるまでに汚染させないこと、および加熱調理で死滅しなかった生残菌が増えないように温度管理を厳しく（ルール厳守）することである。前節で述べた、持ち込まない、汚染しない、T・T管理を厳しく守ることになる。

図 4.4 HACCP（危害分析重要管理点）方式を取り入れた継続的な衛生管理システムの構築方法

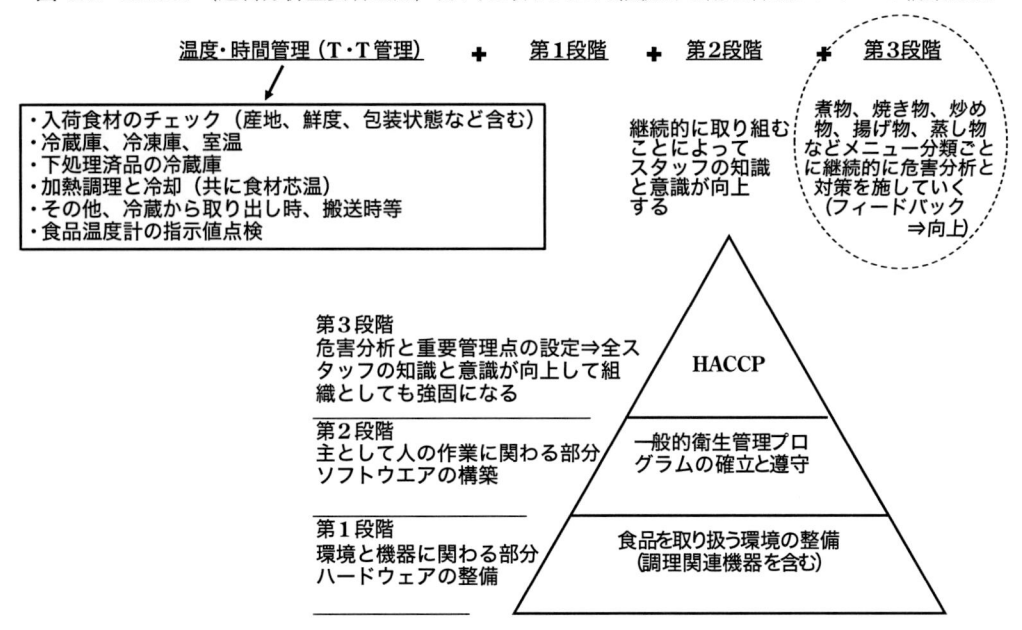

温度・時間管理（T・T管理）　＋　第1段階　＋　第2段階　＋　第3段階

- 入荷食材のチェック（産地、鮮度、包装状態など含む）
- 冷蔵庫、冷凍庫、室温
- 下処理済品の冷蔵庫
- 加熱調理と冷却（共に食材芯温）
- その他、冷蔵から取り出し時、搬送時等
- 食品温度計の指示値点検

継続的に取り組むことによってスタッフの知識と意識が向上する

煮物、焼き物、炒め物、揚げ物、蒸し物などメニュー分類ごとに継続的に危害分析と対策を施していく（フィードバック⇒向上）

第3段階
危害分析と重要管理点の設定⇒全スタッフの知識と意識が向上して組織としても強固になる

第2段階
主として人の作業に関わる部分
ソフトウエアの構築

第1段階
環境と機器に関わる部分
ハードウェアの整備

（ピラミッド：HACCP／一般的衛生管理プログラムの確立と遵守／食品を取り扱う環境の整備（調理関連機器を含む））

図 4.4 は衛生管理の全体像である。T・T管理およびHACCPの基礎作りの第1～第2段階、そして危害分析をして重要管理点（CCP）を設定し、モニタリング（監視）、検証と続く、HACCPプランによる管理の第3段階である。

CKの建設およびスタッフ雇用の進行に合わせて行う衛生管理システムの構築方法は以下の順になる。

① CKのレイアウト計画／厨房機器の選定　⇒第1段階：ハード（仕組み）の構築
　空調（室温、湿度など）、衛生設備の計画
　↓
② 運営幹部スタッフの選任　　　　　　　　⇒第2段階：ソフトの構築（衛生管理マニュアル作り）
　現場スタッフの雇用と教育プログラム
　スタッフによるCK開業準備　　　　　　　⇒T・T管理の具体化（管理する場所・機器、項目の決定と記録用紙作成）
　↓
③ CK建屋の完成と厨房機器の設置完了後　⇒第3段階

第3段階では、製造工程一覧→危害調査表→CCP整理表→HACCP総括表の順に作成していく（みやぎセントラルキッチン提供の**図 4.5** および**表 4.2**～**4.4** を参照）。

HACCPプランは、煮る、焼く、炒める、揚げる、蒸すなど加熱調理の種類ごとに代表的メニューを選定し、作成する。生野菜、和え物、果物、麺類、米飯類などもグループ分けしてHACCPプランを作成する（HACCPの12手順と7原則を参照）。

図4.5 製造工程一覧図

炒め煮物（ひじきの炒り煮）

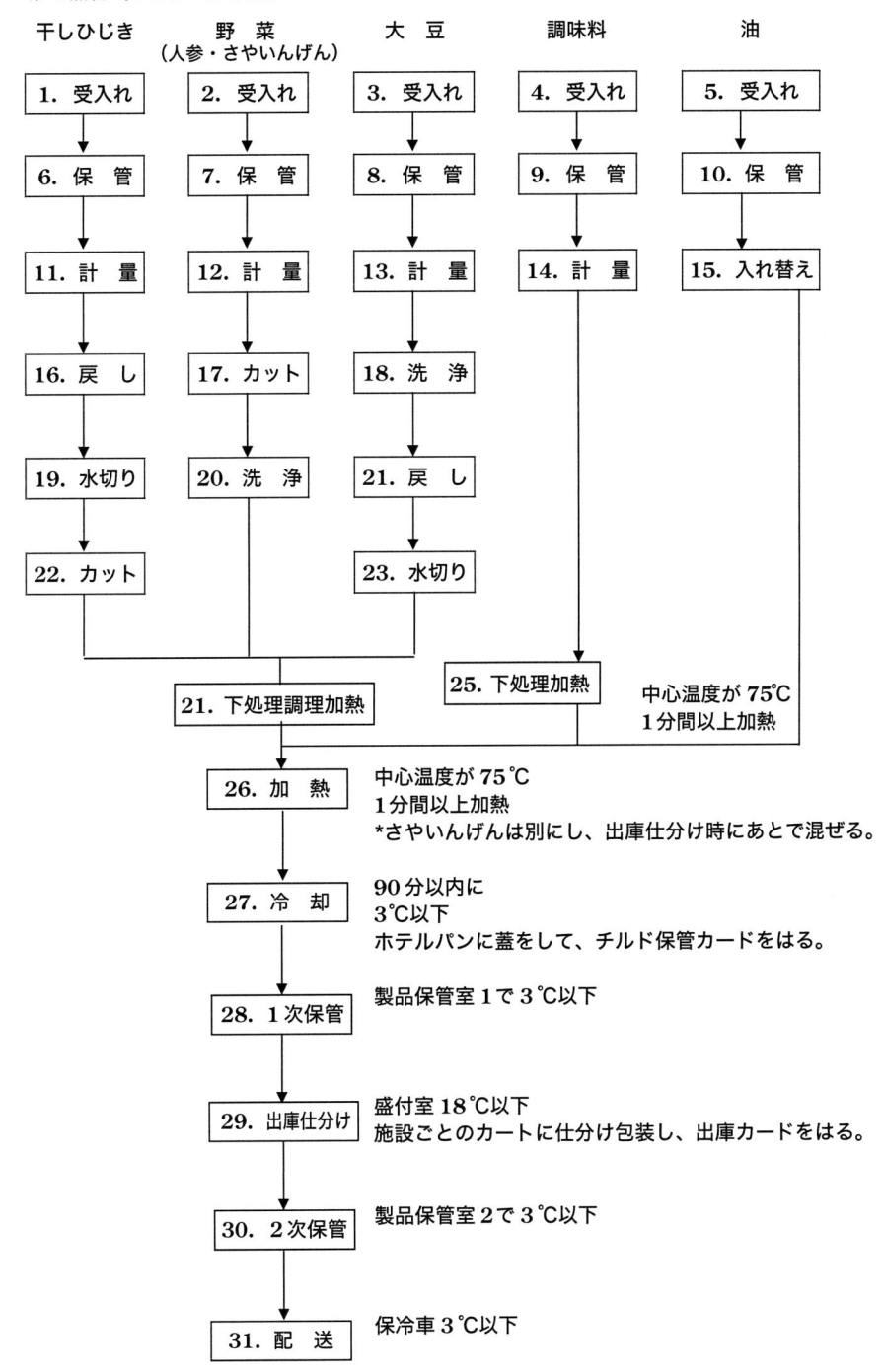

干しひじき	野菜 （人参・さやいんげん）	大豆	調味料	油
1. 受入れ	2. 受入れ	3. 受入れ	4. 受入れ	5. 受入れ
6. 保管	7. 保管	8. 保管	9. 保管	10. 保管
11. 計量	12. 計量	13. 計量	14. 計量	15. 入れ替え
16. 戻し	17. カット	18. 洗浄		
19. 水切り	20. 洗浄	21. 戻し		
22. カット		23. 水切り		

21. 下処理調理加熱

25. 下処理加熱　　中心温度が75℃　1分間以上加熱

26. 加熱　　中心温度が75℃　1分間以上加熱
＊さやいんげんは別にし、出庫仕分け時にあとで混ぜる。

27. 冷却　　90分以内に　3℃以下
ホテルパンに蓋をして、チルド保管カードをはる。

28. 1次保管　　製品保管室1で3℃以下

29. 出庫仕分け　　盛付室18℃以下
施設ごとのカートに仕分け包装し、出庫カードをはる。

30. 2次保管　　製品保管室2で3℃以下

31. 配送　　保冷車3℃以下

（有）みやぎ保健企画セントラルキッチン

表 4.2 危害調査表

製品の名称：ひじきの炒り煮　　B：生物学的危害　　C：化学的危害　　P：物理的危害

危害の分類　　○：重篤　　△：中等度　　×：軽度

評価理由　①添加物等の規格基準・成分規格があるもの　②重篤性が高いもの　③発生頻度の高いもの

危害に関連する工程	確認された危害原因物質	分類	評価	評価理由 ① ② ③	危害の要因	防止措置
1, 2, 3, 4, 5. 原材料受入れ	・腐敗微生物による汚染	B	○	* *	・業者の輸送時のダンボール破損による汚染 ・業者の輸送時の温度管理不良	・受入れ検査の実施 ①ダンボールの目視チェック ②配送車の輸送時温度記録表の提出 ③肉質の官能検査 ④納品時の表面温度測定
	・病原微生物 ・病原大腸菌 ・農薬の残留	B B C	○ ○ △	* * * * *	生産者の取扱い不適	「腐敗微生物」の項と同じ 「腐敗微生物」の項と同じ 残留検査データに基づく購入先指定
11, 12, 13, 14, 15. 計量・入れ替え	・微生物汚染 ・腐敗微生物の増殖 ・病原微生物の増殖	B B B	○ ○ ○	* * * * * *	器具からの2次汚染	器具の洗浄殺菌の徹底 従業員の衛生教育
18, 20. 洗浄	・微生物汚染 ・腐敗微生物の増殖 ・病原微生物の増殖	B B B	○ ○ ○	* * * * * *	器具からの2次汚染	器具の洗浄殺菌の徹底 従業員の衛生教育
16, 21. 戻し 19, 23. 水切り	・微生物汚染 ・腐敗微生物の増殖 ・病原微生物の増殖	B B B	○ ○ ○	* * * * * *	器具からの2次汚染 作業環境の温度不良による増殖	器具の洗浄殺菌の徹底 空調設備の保守点検 従業員の衛生教育
17, 22. カット	・微生物汚染 ・腐敗微生物の増殖 ・病原微生物の増殖	B B B	○ ○ ○	* * * * * *	器具からの2次汚染	器具の洗浄殺菌の徹底 従業員の衛生教育
24. 加熱（油）	・油の酸化	C	○	*	油の取扱い・保管不良	油の酸化測定による使用基準遵守
24, 25, 26. 加熱	・腐敗微生物の残存 ・病原微生物の残存	B B	○ ○	* * * *	加熱不足による残存	加熱温度・時間の管理の徹底
27. 冷却	・腐敗微生物の増殖 ・病原微生物の増殖	B B	○ ○	* * * *	冷却不良による増殖	冷却時間・温度の管理の遵守 冷却装置の保守点検
29. 出庫仕分け	・微生物汚染 ・腐敗微生物の増殖 ・病原微生物の増殖	B B B	○ ○ ○	* * * * * *	包装材料からの2次汚染 ラベル違いによる取扱い不良による増殖	包装材料の衛生的取扱い・保管徹底 従業員の衛生教育
6, 7, 8, 9, 10, 28, 30. 保管	・腐敗微生物の増殖 ・病原微生物の増殖	B B	○ ○	* * * *	保管温度不良による増殖	製品保管車の保守点検 保管温度の確認
31. 配送	・腐敗微生物の増殖 ・病原微生物の増殖	B B	○ ○	* * * *	保冷配送車の保冷温度不良による増殖	保冷車の保守点検 クールメモリーの保守点検 クールメモリーの温度の確認

(有) みやぎ保健企画センドラルキッチン

表4.3　CCP整理表

製品名：炒め煮系・ひじきの炒り煮

CCP No	CCP 1	CCP 2
危害に関する原材料または工程	加熱	冷却
危害の原因物質	腐敗微生物・病原微生物の残存	腐敗微生物・病原微生物の増殖
管理基準	中心温度が75℃以上1分間以上継続	加熱後30分以内に冷却を開始し、90分以内に3℃以下に冷却
モニタリング方法、頻度、担当者	スチームコンベクションオーブンで、加熱温度と時間を設定し、中心温度計を使用し、測定記録を加熱担当者が行う。	加熱終了時間と温度、冷却開始時間と温度、冷却終了時間と温度の測定記録を中心温度計を使用して、加熱・冷却担当者が行う。
改善措置と担当者	中心温度に達しない製品は、加熱調理担当者が再度加熱を行う。	90分以内に3℃以下に冷却されなかった製品は、製造課長の判断で、転用または、廃棄処分とする。
検証方法	記録を毎日、品質管理担当者が確認する。スチームコンベクションオーブンの保守点検を1か月ごとに行う。細菌検査を1か月ごとに行う。(検査マニュアル)	記録を毎日、品質管理担当者が確認する。ブラストチラーの保守点検を1か月ごとに行う。細菌検査を1か月ごとに行う。(検査マニュアル)
記録文書名と記録内容	中心温度記録書　細菌検査報告書　スチームコンベクションオーブンの保守点検記録	急速冷却の温度記録書　細菌検査報告書　ブラストチラーの保守点検記録

(有) みやぎ保健企画セントラルキッチン

HACCP の 12 手順と 7 原則

1. HACCP チームを編成する
2. 食品の説明・記述
3. 食品の使用方法の明確化
4. 調理工程一覧図、施設レイアウト、標準作業手順書（マニュアル）の作成
5. 調理工程一覧図の現場確認
6. 危害分析を実施　　　　　　　　　（原則1）
7. 重要管理点（CCP）の設定　　　　（原則2）
8. 管理基準の設定　　　　　　　　　（原則3）
9. CCP のモニタリング方法の設定　　（原則4）
10. 改善措置の設定　　　　　　　　　（原則5）
11. 検証方法の設定　　　　　　　　　（原則6）
12. 記録の維持管理　　　　　　　　　（原則7）

料理名 ひじきの炒り煮

表 4.4 HACCP 総括表

作業工程	危害	重要管理点	管理基準・管理ポイント	監視方法 対象物	監視方法 方法	監視方法 測定時期	監視方法 監視者	改善措置・対策	検証	記録文書名
ひじき／野菜／大豆／調味料 受入検品	食材の菌の汚染・残留農薬・抗生物質・添加物など		各食品が受入れ時に決められた保管温度帯か	各食品	検査報告書の提出	随時	受入担当者	不適切な場合は製造課長に報告し、受入れ拒否の対応を検討する	検査報告書の確認	検査報告書
				各食品	温度計	受入時	受入担当者	規定温度帯より高い場合は製造課長に報告し、対応を検討する	記録の確認	検収記録簿
保管			保管時の庫内温度（冷蔵：5℃以下・冷凍：-18℃以下）	冷蔵・冷凍庫内温度	隔測温度計	搬入時	受入担当者	規定温度帯より高い場合は製造課長に報告し、対応を検討する	記録の確認・冷蔵庫、冷凍庫の定期点検	食品保管時の記録簿
計量／洗浄／カット										
炒める（油）	油の酸化による有害物質の発生	CCP	油は酸価が2.5未満のものを使用する	油	油脂簡易酸化測定試験紙	始業時	調理担当者	2.5以上の場合は油を交換する	酸価測定器の点検	
	加熱不足による菌の残存	CCP	食品全体の中心温度が75℃以上1分間以上になるように加熱する	中心温度	中心温度計による測定	最終段階	調理担当者	75℃以上1分間に達していないロットは再加熱を行う	測定機器の点検	食品の加熱加工の記録簿
冷却	残存菌の増殖		調理後30分以内に冷却を開始し、中心温度を90分以内に3℃まで下げる	中心温度	中心温度計による測定	最終段階	調理担当者	中心温度を90分以内に3℃まで冷やすことができなかったものは廃棄処分とする	記録の確認・ブラストチラーの定期点検	食品の冷却の記録簿
出庫仕分け／保管	残存菌の増殖		3℃以下で保存	製品保管室内温度	警報付温度記録計	随時	品質管理者	規定温度帯より高い場合は工場長に報告し、対応を検討する	記録の確認・保管室・製品警報表示盤の定期点検	製品保管室温度記録簿
配送	残存菌の増殖		3℃以下で搬送	保冷車内の温度	クールメモリーの温度記録	随時	配送担当者	規定温度帯より高い場合は工場長に報告し、対応を検討する	記録の確認・保冷車・クールメモリーの定期点検	保冷車の温度記録簿

(有) みやぎ保健企画センタルキッチン

作成した衛生管理マニュアルおよびHACCPプランは作成後、実際に使用しながら調理運用担当者の意見を反映し、危害についての見直しを含み、修正と追加をしていくことになる。なお、衛生管理マニュアルとHACCPプランは関係する各工程セクションに掲示し

表4.5 標準作業手順書・衛生標準作業手順書（SOP・SSOP）（例）

A. 人に関する項目 　　A1　健康管理マニュアル 　　A2　更衣・厨房入室 　　A3　手洗いマニュアル 　　A4　トイレマニュアル 　　A5　洗剤管理 　　A6　運搬時管理マニュアル 　　A7　事故発生時マニュアル 　　A8　納入業者等の衛生管理	D. 厨房（建物）に関する項目 　　D1　床 　　D2　グリストラップ 　　D3　側溝 　　D4　ゴミ箱 　　D5　フード 　　D6　電気、照明 　　D7　ゴミ庫 　　D8　ドアノブの消毒
B. 食材に関する項目 　　B1　野菜・果物 　　B2　魚介類 　　B3　肉類 　　B4　液卵 　　B5　卵 　　B6　牛乳・乳製品 　　B7　豆腐および畜肉・魚肉加工品 　　B8　常温加工品（缶詰・乾物） 　　B9　冷凍品 　　B10　開封後の食材保管・管理 　　B11　フライヤーの管理 　　B12　揚げ油の管理 　　B13　廃油の処理 　　B14　検食（調理済）管理 　　B15　使用水の管理	E. メーカーマニュアルを参照するもの 　　E1　冷蔵庫、冷凍庫（ウォークイン） 　　E2　冷蔵庫、冷凍庫（リーチイン） 　　E3　氷水冷却機 　　E4　包丁、まな板殺菌庫 　　E5　製氷機 　　E6　真空包装機 　　E7　洗浄機
C. 機器、器具に関する項目 　　C1　包丁、まな板 　　C2　鍋、レードル、へら、ボウル、ザル 　　C3　ふきん 　　C4　作業台、調理台 　　C5　シンク 　　C6.1　ロボクープ（食材変更時） 　　C6.2　ロボクープ（作業終了時） 　　C6　ブリクサー（使用前） 　　C6　ブリクサー（使用中） 　　C6　ブリクサー（使用後） 　　C7　ブレンダー 　　C9　缶切機 　　C10　ハサミ 　　C11　ミキサー（肉室） 　　C12　ブラストチラー 　　C13　手洗いシンク 　　C14　スポンジタワシ	F. サテライトに関連する項目 　　F1　再加熱 　　F2　盛付け 　　F3　サテライトの衛生管理

て、誰でも、いつでも見ることができるようにすることが必要である。

マニュアルは、標準作業手順書（SOP：Standard Operating Procedures）と衛生標準作業手順書（SSOP：Sanitation Standard Operating Procedures）の2通りを作成することが望ましいが、それらを1つにまとめて衛生および作業マニュアルとして使用することもできる。CKのマニュアルの目次例を参考として表4.5に示す。

4.6 高度衛生管理の継続と向上

　時間と労力を使って作成したマニュアルが事務室に保管されて活用されていない厨房を見ることがある。厨房に入り作業を観察していると、衛生について決められたルールを守っていないことを見ることもある。おそらく最初は遵守していたのであろうが、次第に気持ちが緩くなり、事故も起きていないので面倒なルールや手順を省くことになるのであろう。これまでに食中毒を起こしていないことは今後も起きないという保証にはならない。衛生のルール違反をしていて起きなかったことを「運が良かった」と思うべきである。継続的な教育や躾が必要である。

　図4.4を見ると、第1段階で築いたことは施設や設備が老朽化しない限り仕組みとして生き続ける。問題は第2段階であり、マニュアルを守るかどうかはすべて人にかかっている。T・T管理は記録帳票があり日々測定したことが記録として残り、管理者がチェックしている限り問題は未然に防げるはずである。

　高度な衛生管理レベルを維持するためにはCKの衛生管理責任者や一部のスタッフのみでなく、全スタッフ対象の定期的な勉強会の開催が必要である。外部の講師や専門家による講習会を時々組み込むことも良いが、基本は自主勉強会であり、各回テーマを決めて輪番制で開催する。1回に長時間を費やすのではなく、15分間程度で継続することが必要である。勉強すべきことは広範囲であり、テーマに困ることはない。

　例としては、
- 食中毒を引き起こす菌について、増殖温度、最低発育温度、死滅する温度・時間など
- 毒素を産生する菌、耐熱芽胞、嫌気性の菌など
- 低温で増殖する菌について（エルシニア、リステリアなど）
- ノロウイルスなどウイルスについて
- 真菌（カビ）について
- 消毒方法として、熱消毒、次亜塩素酸、オゾン、紫外線など
- 食中毒事例から学ぶ衛生管理
- 自然毒（キノコ、フグなど）、寄生虫、アレルギーについて
- 調理機器の衛生的な洗浄と消毒について

・化学的危害、物理的危害について（菌に偏りがちな衛生管理にならないように）
・CK内の衛生検査（食品と調理器具の菌検査）の結果に対する検討、改善について
・家庭での健康管理（ノロウイルスなどをCKに持ち込まないために）
・HACCPプランについて、現場作業担当者からの意見を聞くこと

　実は、HACCPの導入において全ての危害を洗い出し、CCPを決めて管理基準を設定する過程で、すでにこれらの中の多くの知識が必要とされているのである。しかし、実際にはHACCPプランは十分な知識を有する一部の人たちで作成されることがほとんどであり、その過程ではCK内の多くのスタッフは関与することはないのである。

　この勉強会は、HACCPに全員を関与させて、衛生知識を一定の必要水準以上にするためのものである。また、危害分析から始まり、管理基準の設定、監視方法、改善措置・対策、検証と続くHACCPプランを見直し、製造現場の意見をフィードバックさせることにより、継続的に工程を見直し、現在の危害分析の過不足を正し、管理基準から監視方法までを必要時にいつでも修正、改良して完全なものに近づける手段でもある。

　先例が数多くあるように感じられるが、衛生管理を含めて、システムは立ち上げた後、慣れた時に危機が来る。ルール遵守はなおざりになりがちで、最初あった緊張感は薄れていく。

　生産規模によるが、CKでは数十人以上の人々が働いている。生産開始した当初は皆が同じ方向を向いて、安全な食事供給の使命感を共有できているかも知れないが、残念ながら時と共に薄れていくのは自然なことである。維持向上のために勉強会が1つの有効な手段であると述べてきたが、これに限らず何らかの方策をCKオープン前に考えておくことを勧めたい。

4.7　品　質　管　理

　CKから出荷される食品の品質管理は、主として食味の管理と微生物学的な管理に分かれる。しかしながら病院、施設向けに多種類のメニューにわたって出荷される食品の食味を定量的に管理することは非常に難しいために、ここでは微生物面のみから記述するので参考にして欲しい。

　数値管理できるのは食品が保有する各種微生物数および食品を取り扱う環境の温度、食品取扱いの各過程の時間である。品質管理は具体的には、入荷の原材料から調理加工されて食品（料理）としてCKから出荷され、入院患者や施設入所者により消費されるまでを通した温度・時間管理（T・T管理）および管理の結果として表れる食品中の微生物数となる。

　我が国では院外調理における調理方法はクックチル、クックフリーズと指定しておきな

がら、拠り所となるクックチルの日本ルールは存在しない。医療・福祉分野でCKを運営する人々がルールとしているのはイギリスのクックチルガイドラインである。このガイドラインではクックチル調理をした日と消費日を含んで5日間保存可能とし、微生物数を基準にした安全性には十分な余裕を持った日数となっている。しかしながら、食味評価を考慮すると、食品によっては翌日または数日間で提供すべきものがあることは知っておくべきことである。

一定品質以上の食材をCKが受け入れ、保管、下処理から加熱調理／冷却と続く調理工程、そして出荷、配送を通じて安全を確保するために決めておくべきことは、温度、時間、菌数である。

大量調理施設衛生管理マニュアルおよびイギリスのクックチルガイドラインの両方を基礎にして作成した食品温度基準と菌数基準を例として**表4.6**に示すので参考になれば幸

表4.6 食材の受入許容温度、保管中の許容温度、クックチルした食品の品質基準

1. 食材の許容受入温度（中心温度）

食材の種類	許容温度
肉類	10℃以下
生鮮魚介類	5℃以下
冷凍品	−15℃以下
生鮮野菜	10℃前後
フルーツ	10℃前後
乳、濃縮乳、生クリーム	10℃以下
バター、チーズ、練乳	15℃以下
固形油脂(ラード、マーガリン、ショートニング)	10℃以下
殻つき卵	10℃以下
液卵	8℃以下
チョコレート	15℃以下

＊野菜、フルーツは許容受入温度として制定せず、希望温度とする。

2. 保管中の食材・料理温度（中心温度）

食材、料理の種類	処置を要する限界温度	報告等の内容
冷蔵中の食材	10℃を超えた場合	責任者に報告、指示に従う
冷凍中の食材	−5℃を超えた場合	責任者に報告、指示に従う
冷蔵中のクックチル料理	5℃を超えた場合	責任者に報告、指示に従う
	10℃を超えた場合	責任者に報告して廃棄
冷凍中のクックフリーズ料理	−5℃を超えた場合	責任者に報告、指示に従う

3. 微生物学的品質

種別	生菌数	大腸菌群
クックチル調理した食品、1日目〜5日目まで	300＞	陰性

制定の根拠は以下のとおりである。
・受入温度の基準は厚生労働省の大量調理施設の衛生管理ガイドラインを基にした。
・保管中の温度は上記のガイドラインおよびイギリスのクックチルガイドラインを基にした。
・微生物学的品質はこれまでのクックチルの検査データから制定。

いである。
　なお、加熱調理／冷却した料理の生菌数300個未満は暫定的であり、今後、多くのCK施設での検証が待たれる。

（楠見　五郎）

第5章　セントラルキッチン・サテライトキッチンの設計・建設時の業務

前章までの中で、CK事業計画、並びにCK建設に係る理念、構想等の詳細な説明がなされているため、この章においては、その構想を具体的な形にするための設計・建設時の業務について触れたい。

5.1　厨房設備計画検討フローについて

事業計画策定の中で、事業形態、経営理念等に沿って「いつ」、「どこで」、「誰が」、「何を」作成する必要があるかを明確にする必要がある。

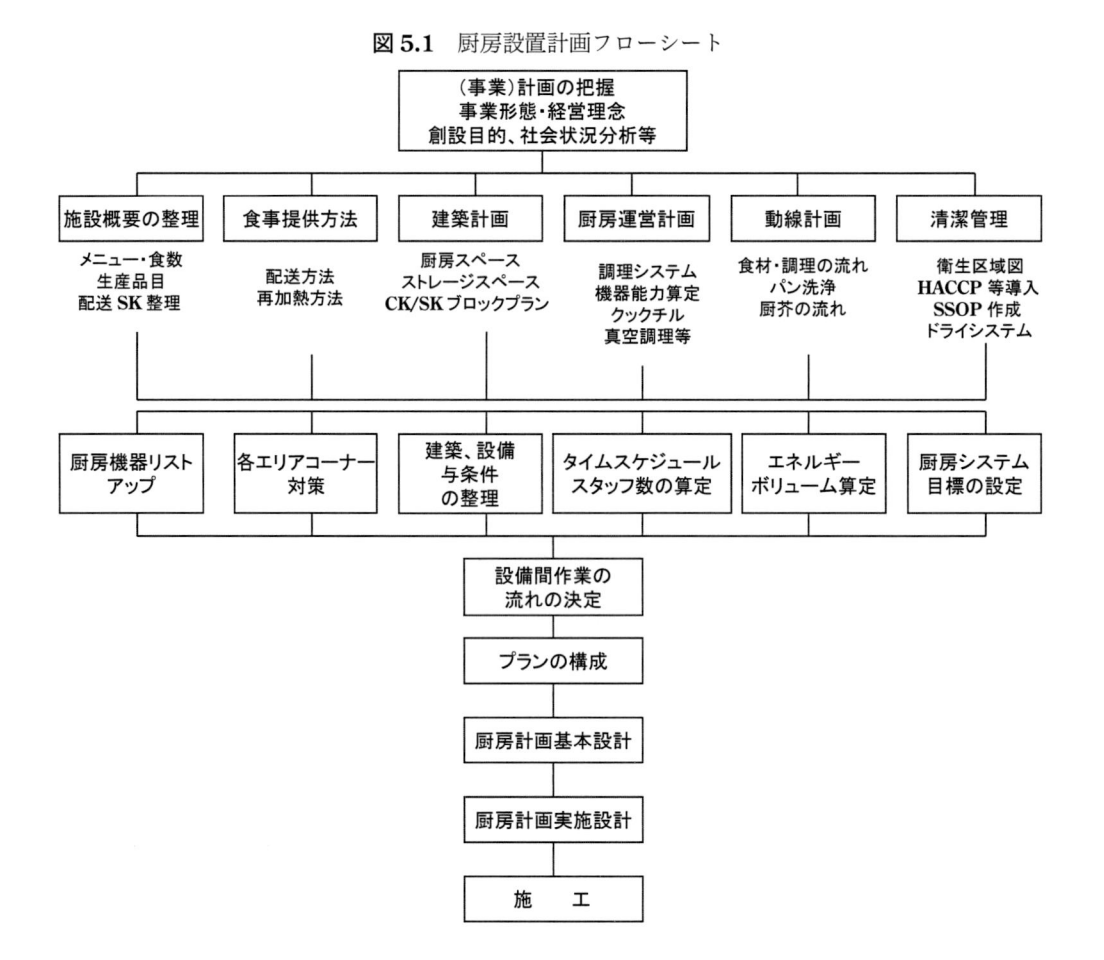

図5.1　厨房設置計画フローシート

```
            ┌─────────────────────────┐
            │ (事業)計画の把握         │
            │ 事業形態・経営理念       │
            │ 創設目的、社会状況分析等 │
            └─────────────────────────┘
                        │
   ┌──────┬──────┬──────┼──────┬──────┬──────┐
┌──────┐┌──────┐┌──────┐┌──────┐┌──────┐┌──────┐
│施設概要││食事提供││建築計画││厨房運営││動線計画││清潔管理│
│の整理  ││方法    ││        ││計画    ││        ││        │
└──────┘└──────┘└──────┘└──────┘└──────┘└──────┘
 メニュー  配送方法  厨房スペ  調理シス  食材・調  衛生区域図
 ・食数    再加熱方  ース      テム      理の流れ  HACCP等導入
 生産品目  法        ストレー  機器能力  パン洗浄  SSOP作成
 配送SK整              ジスペー  算定      厨芥の流  ドライシス
 理                    ス        クックチ  れ        テム
                       CK/SKブ   ル
                       ロックプ   真空調理
                       ラン       等
   │         │        │         │        │        │
┌──────┐┌──────┐┌──────┐┌──────┐┌──────┐┌──────┐
│厨房機器││各エリア││建築、設││タイムス││エネルギ││厨房シス│
│リスト  ││コーナー││備与条件││ケジュー││ーボリュ││テム目標│
│アップ  ││対策    ││の整理  ││ルスタッ││ーム算定││の設定  │
│        ││        ││        ││フ数の算││        ││        │
│        ││        ││        ││定      ││        ││        │
└──────┘└──────┘└──────┘└──────┘└──────┘└──────┘
                        │
                 ┌──────────┐
                 │設備間作業の│
                 │流れの決定  │
                 └──────────┘
                        │
                 ┌──────────┐
                 │プランの構成│
                 └──────────┘
                        │
                 ┌──────────┐
                 │厨房計画基本│
                 │設計        │
                 └──────────┘
                        │
                 ┌──────────┐
                 │厨房計画実施│
                 │設計        │
                 └──────────┘
                        │
                 ┌──────────┐
                 │  施　工    │
                 └──────────┘
```

最終的には基本方針に基づいてそれぞれの料理を作る厨房の設計計画へと進むが、事業主側は要望事項、施設理念、厨房の考え方を整理して、厨房設計を担当する厨房設計コンサルタントまたはメーカーにその内容を明確に伝える必要がある。

以下、厨房設備計画フロー（**図 5.1**）に基づき基本設計に至る検討内容に触れることとする。

(1) 施設概要の整理

- 内容：生産品目（種類、内容、生産量）並びに各配送サテライトキッチン（SK）の形態（病院、介護施設（特養、老健）、居住系（特定施設、グループホーム）、介護施設（小規模、多機能等））を明確に把握することが大事である。
- 場所：立地条件、建設場所等の条件整理が必要である。用途地域等の与条件により、その建築面積、施設内容、配送方法等に関し障害が発生するような事態を避ける必要がある。
- 時期：(従前の事業計画が確定している場合)着工建設スケジュールとして着工年月日、工期等の把握が必要となり、その工期に併せて、セントラルキッチン（CK）、SKの運用スケジュールを策定する（**表 5.1** 参照）。
(なお、全体的な基本構想の検討時期は概ね、医療・福祉施設構想期間に呼応した3～7年位の長期スパンでの計画スケジュール作成が妥当と推察される。)
- 担当者：立ち上げのプロジェクトチームの編成等が必要になり、その中でキーパーソンを含めたチーム編成（いわゆる建設準備室創設）を行う。

(2) 食事提供方法

カート配送等の方法もあるが、一般的にはバルク配送が最も基本になると思われる。SKへの食事提供方式はCK業務運営と密接にかかわるため、そのフロー（流れ）を十分に整理しておく必要がある（**図 5.2** 参照）。

なお、ホテルパン等によるバルク配送方式ではなく、CKにてすべて盛付セットしてSKでの盛付け、洗浄消毒保管作業を省いたカート配送方式（機内食等で実施されている方式）もある。

SKでの作業スペース、スタッフ確保が難しい施設や小規模の施設では非常に効果を発揮する方式である。ただし、規模の大きい施設の場合、カートスペース確保や、カート回転台数分確保による初期投資の大きさが障害になる可能性がある。

投資金額と人件費を含めた販売管理費をいかに考えるか、取り巻く環境、状況の分析で損益分岐点（53頁を参照）を算出すべき内容である。

製造品目は原則クックチル、真空調理、クックフリーズ等の調理手法に基づく品目にな

表 5.1 全体工程表参考例

No.	項目	1か月	2～4か月目	5か月	6か月	7か月	8か月	9か月	10か月	11か月	12か月	13か月	14か月	15か月	16か月
1	設計与条件	予備調査	与条件纏め												
2	全体計画	調査検討 ●地盤、電気、水道排水調査 建築敷地条件	設計契約 ●企画、設計決定 ●敷地測量	実施設計			確認申請 施工業者決定	設計監理契約建設工事					オープン準備		オープン
3	建築計画	計画分析	基本建築プラン作成 地質調査	建築意匠実施設計 建築構造実施設計			施工業者決定	建築工事 (施工図承認)							
4	設備計画	計画分析	基本設備計画書作成 温度管理、オゾン設備	建築設備実施設計			施工業者決定	設備工事 (施工図承認)							
5	厨房計画	計画分析	厨房プランの検討 厨房機器の検討	厨房機器レイアウト			厨房施工業者決定	厨房機器製作 (施工図承認)			厨房機器 据付、試運転				
6	運用計画	調査依頼項目の作成	基本運用計画の検討	運用システム計画(調理工程計画、搬送計画、配送計画、その他)											
7	経営計画	調査依頼項目の作成	基本経営計画の検討 (共同作業)	経営システム計画(人事、労働管理、教育、その他)											
8	情報計画	調査項目の作成	基本情報計画の検討	情報システム計画(受発注、温湿度管理、食品在庫管理、その他)											

注：当該スケジュールは概ねCK事業計画構想が確定している場合のスケジュールを示す。

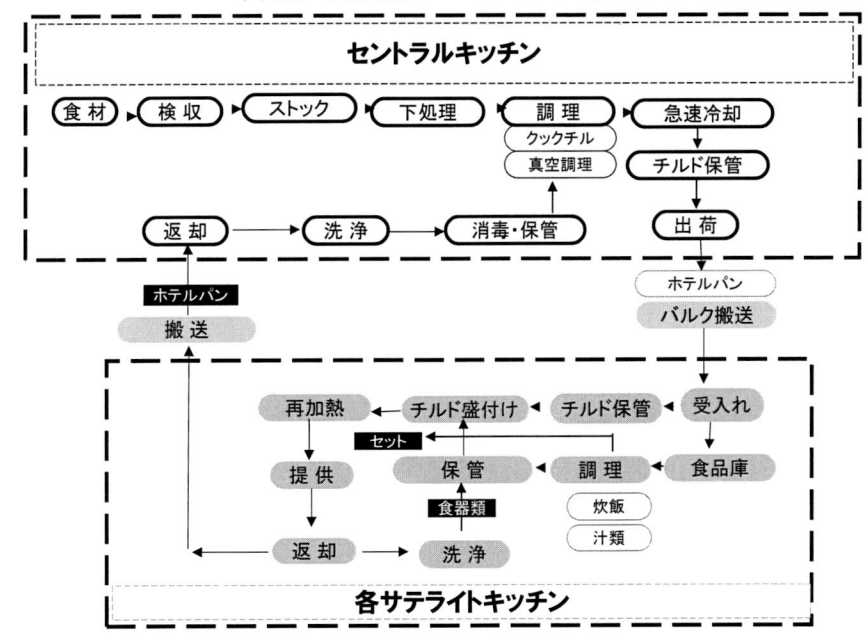

第5章 セントラルキッチン・サテライトキッチンの設計・建設時の業務　　75

図 5.2　食事提供フローチャート（想定）

【補足説明】
・料理をチルド状態でバルク（ホテルパン）またはパック→ SK へ搬送→ SK でチルド盛付け・再加熱
・食器洗浄消毒保管は SK。ホテルパンは CK へ戻し、再洗浄して消毒保管。
・炊飯・汁物は SK で調理する。ただし材料は CK より提供する。
・3～5食分のチルド保管スペースを確保。

るが、SKでの再加熱方法としてはスチコン再加熱方式、再加熱カート方式、システム食器方式、電子レンジ再加熱方式等がある。

　SKの施設規模、施設形態（病院、特別養護ホーム、老健、その他の福祉施設、小規模多機能住宅等）により、その食事提供に最もふさわしい方式を選択することになる。

　CKの配送を含めた厨房配置計画策定では、もちろん、その施設形態と調整を行いながら、プロジェクトを進める。

(3) 建築計画

　CK創設の中で、厨房はプロダクトエリアそのものであり、建築計画の中で最もスペース算定が重要となる。都市部、郊外型等により若干の差異が生じる点は以下の理由による。

　都市部では流通網の整備で、カット野菜やポーションカットされた食材がふんだんに入手可能なため、下処理（プレパレーションエリア）のスペース縮小が可能。一方、地方都市部では、地場の食材を多用するケースが多いため、それらの処理スペースは幾分多めに必要である。この点については、その他の食材ストック品に関しても、同様のことがいえる。

　統計に基づく建築スペースの帰納的統計からは概ね、1食当たりスペースは 0.3～0.4m^2

表5.2 セントラルキッチンスペース参考資料

食数（日産）	スペース（m²/食）
1,000～5,000食	0.3～0.4
5,000～10,000食	0.2～0.3

前後である。各施設、業務運営、立地条件等の制約から出された機能的数字であるが、前述の都市部、郊外型等により多少調整が必要である。

全体的には、食数が多くなれば、当然、スケールメリットが生じるため、1食当たりのスペースは小さくなる（**表5.2**参照）。

【(CK・SKの図面) ブロックプランの作成】

CKにおける生産財としての厨房機器の配置がその施設の生産性を大きく左右するため、建築・設備設計と併せて、厨房設計が非常に重要になる。

厨房のブロックプラン作成は、原則として衛生区画の設定を明確に行い、交差汚染が生じない方式の採用がポイントになる。万一、作業の手戻りが発生するようなことが起こると、その分、作業効率が低下すると同時に交差汚染の発生する確率が高まるため、特に大事である。

CKと併せてSKの整備もCK機能を十分に発揮する上では大変重要である。したがって、CKの業務運営のみならずSKでの作業内容を見据えた全体業務運営計画が大事であり、その内容に基づいた厨房機器の配置計画が必要となる。

SKでの食事の加熱方式によりそのパントリーの機能が異なるため、ある時点では、その内容を明確に決定し、厨房配置に反映させる必要がある。また、再加熱カートを使用する場合、その採用するカートの種類によりCK、SKの配置計画が大きく異なる場合があるため、より慎重な検討が必要である。

(4) 厨房運営計画

当該プロジェクトの建設業務の中で最も重要な位置を占める。従来のクックサーブ方式ではない新しい調理方法を駆使し、安全性を担保した食事の提供こそCK計画の骨子である。

新しい調理方法の詳細については、既に多くの文献等で紹介されているので、この項ではその業務運営のフローの紹介にとどめることとする（**図5.3**参照）。

【厨房機器類の選出・能力計算】

機器の選出としては貯蔵エリアとしてのスペースの確保と、個々の機械の選出・能力選定の2つの観点からの検証が必要となる。

前者の検証として原材料に関する冷凍冷蔵室（野菜、肉、魚、デイリー食品等）並びに

図 5.3 新しい調理方法概要

■ **クックチルシステム**
　● **ブラストチラー方式**
　　　・・・冷風による冷却方式

　　下処理 ➡ 加熱 ➡ 急速冷却 ➡ チルド保管 ➡ 二次加熱 ➡ 提供

　● **タンブルチラー方式**
　　　・・・氷冷水による冷却方式

　　下処理 ➡ 真空包装 ➡ 低温加熱 ➡ 急速冷却 ➡ チルド保管 ➡ 二次加熱 ➡ 提供

　　　　　　　　　　　　　　※クックチル食品を冷凍したもの：クックフリーズ

■ **真空調理法（Sous Vide）**
　　　・・・保存方法ではなく調理方法の一環

　　下処理 ➡ 加熱 ➡ パック詰め ➡ 急速冷却 ➡ チルド保管 ➡ 二次加熱 ➡ 提供

　＊**日本型の真空パック方式**

　　下処理 ➡ 急速冷却 ➡ 二次加工（ミキサー、きざみ、やわらか食）➡ 真空パック ➡ チルド保存 ➡ 二次加熱 ➡ 提供

食品庫のストックスペースの検証があげられる。全体面積の中でこのストックスペースはかなり大きい比重を占めるため、日々の業務運営と適正在庫管理の検討は特に重要である。

　最近の傾向としては、ジャストインタイムでの原材料管理で余り在庫を抱えない傾向が推奨される。これら原材料保管のストックスペースと別に、「チルドバンク」と「製品冷蔵室」のスペース確保が重要である。（なお、一般的には加熱調理→冷却したホテルパン収納スペースを「チルドバンク」、その「チルドバンク」から各サテライト向けにピッキング（抽出）した製品保管スペースを「製品冷蔵室」と呼称する。）個々の機器能力としては各生産品目の調理方法（煮る、焼く、揚げる、炒める、蒸す等）に基づく主要機器の選定と機器能力計算が求められる。

　CKの場合、調理業務の中でのスチームコンベクションオーブン（以下「スチコン」という）による加熱調理とブラストチラー、氷水冷却器による冷却能力、並びに上記「チルドバンク」と「製品冷蔵室」が、その施設の生産能力を左右するため、将来にわたる生産量増大も見越した配置計画を視野に入れておくことも必要である。

　建築設計、厨房設計者は、要望事項等を整理して基本方針に基づき与件作業に入る。厨房はまさに生産の心臓部であり、その巧拙が、後々の生産性に大きく影響を及ぼす。ちなみに、望まれる厨房としては、次のような条件が備わっている必要がある。

　① 生産エリアとして原材料の搬入・貯蔵・加工調理・冷却・保存・出荷・返却・洗浄・収納・保管・廃棄処分等の機能とセクションが衛生的に区域分けされ、かつ整備

されていること。
② 調理担当者が作業しやすい十分な広さが確保されていること。
③ 各エリア間の動きがスムーズで、かつ動線が単純で短いこと。
④ 食材・料理・器材が運びやすく、搬出入が容易であること。
⑤ 最大生産態勢に応えられる広さや機能や応用性があること。
⑥ 器材の洗浄や清掃が容易で、衛生管理がしやすいこと。
⑦ 安全性に優れ、万一の災害にもすぐ対応できること。
⑧ 明るい照明、作業に支障をきたさない空調・排気・排煙・防臭対策があること。
⑨ 将来の新しい調理システムや物流システム・省力化システムにも対応できること。
⑩ 将来の新メニュー開発にも対応できること。

(5) 動線計画

　衛生管理を最大限配慮し、安全性を確保するためには、食材の流れ、調理の流れ、人の流れが交差することなくスムーズで、かつその動線が単純である方式が働きやすい厨房である。

　特に、それぞれの調理エリアは汚染、非汚染の区域分けを行い、交差汚染を排除した動線計画が採用のポイントになる（**図 5.4** 参照）。

(6) 清潔管理

　医療・福祉施設での食事の提供は安全な提供が最優先課題である。特に食事のT・T(温度・時間管理）には細心の注意が必要であり、病原菌の繁殖を防ぐため、低温での流通がセオリーである。

　したがって、調理方法も従来のクックサーブ方式ではないクックチル、真空調理等の新しい調理方法が主流となり、その手法を担保するためにはHACCPに準拠した調理のプロセスチェックが必須となる。

　HACCPはHazard（危害）Analysis（分析）Critical（重要）Control Point（管理点）の略で、具体的には食品の安全性を確保するために製造工程を分類し、分類した工程の中に存在する危害を分析（HA：危害分析）し、その中で最も重要と思われる工程を重点的に管理（CCP：重要管理点）することにより100％近い確率で安全性を確保できるという方式である。従来の抜き取り検査方式ではカバーできないリスクをプロセスチェックを行うことにより軽減させる手法である（**図 5.5** 参照）。

　HACCPに準拠した施設つくりは、最終的に経営者の管理責任が問われることになるが、その運用はやはり日々の教育と適切なフォローアップトレーニングが重要ということである。

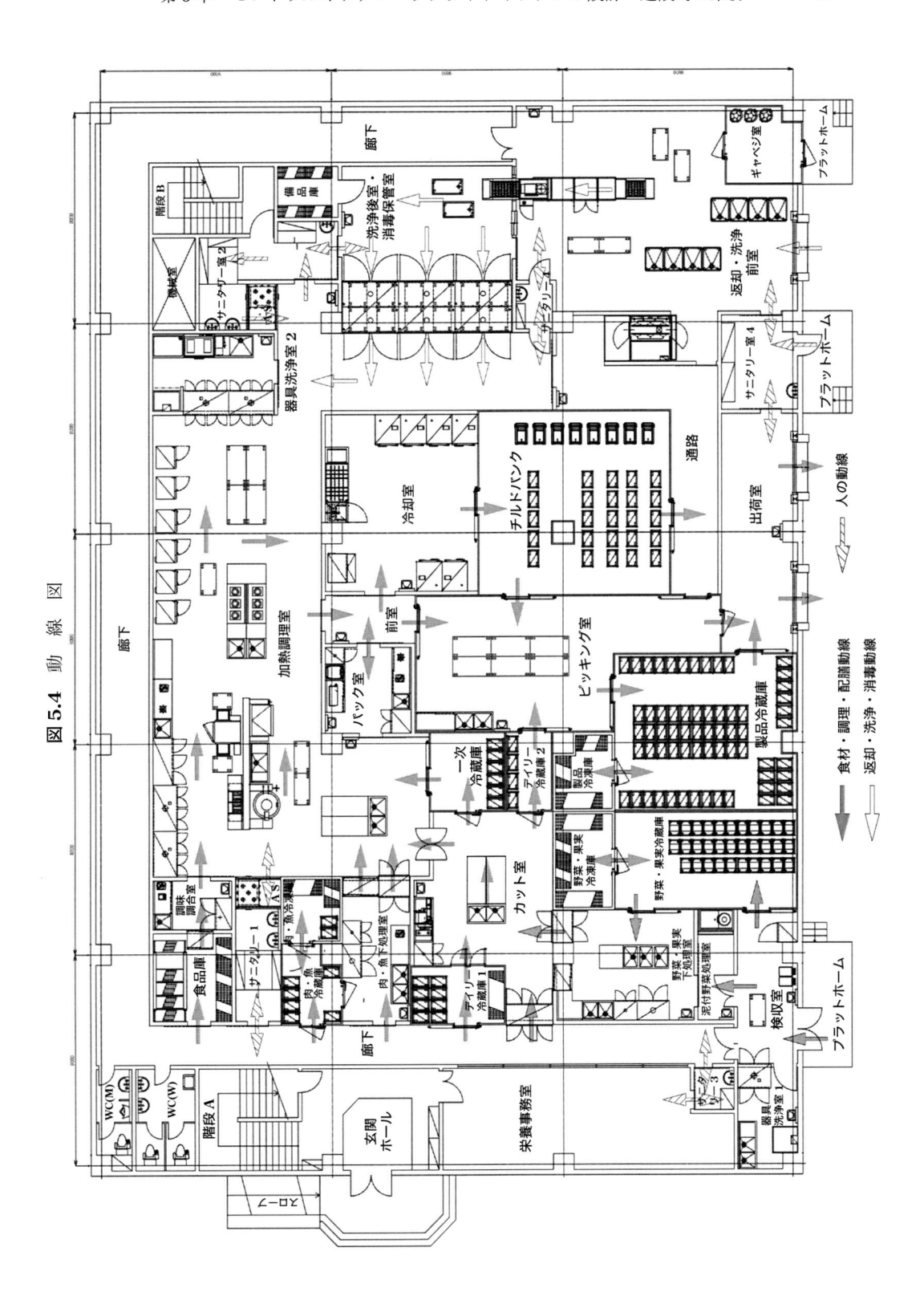

第 5 章　セントラルキッチン・サテライトキッチンの設計・建設時の業務

図 5.4　動線図

図 5.5　HACCP 概念図

● 総合管理体制とは「継続的な改善」の仕組みをつくること ●

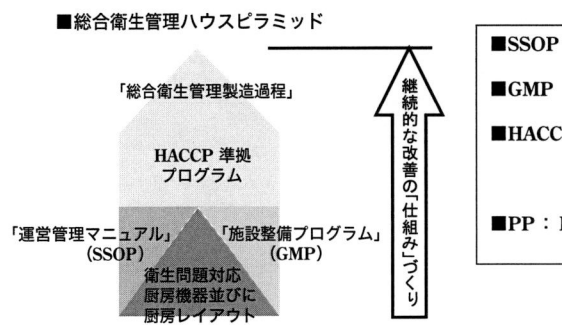

■総合衛生管理ハウスピラミッド

「総合衛生管理製造過程」
HACCP 準拠プログラム
「運営管理マニュアル」(SSOP)　「施設整備プログラム」(GMP)
衛生問題対応　厨房機器並びに厨房レイアウト

継続的な改善の「仕組み」づくり

■SSOP：Sanitation Standard Opration Procedure
　　　　衛生管理運営手順（マニュアル）
■GMP：Good Manufacturing Practice
　　　　適正製造基準
■HACCP：準拠プログラム
　　　　生物的危害
　　　　化学的危害　　3 種類の危害が対象
　　　　物理的危害
■PP：Prerequiste Program
　　　　上記 SSOP と GMP を含めたもの

● HACCP の基本＝調理のプロセスチェック ●

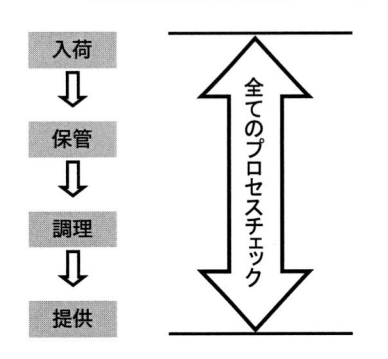

入荷 ⇒ 保管 ⇒ 調理 ⇒ 提供

全てのプロセスチェック

■HACCP
　・HA：危害分析（Hazard Analysis）
　・CCP：重要管理点
　　　　（Critical Control Point）

表 5.3　衛生区画の区分図

作業区域		作業区分
汚染作業区域		下処理室（区域）部分 検収室（区域）部分 食品保管室（区域）部分 廃棄物保管室部分
非汚染作業区域	清潔作業区域	調理室（区域）のうち調理・加工・冷却・保管部分 配膳室（区域）のうち調理済食品の保管部分 洗浄室（区域）のうち洗浄・殺菌済器具保管部分
	準清潔作業区域	調理室（区域）のうち加熱処理部分 配膳室（区域）のうち搬出部分 洗浄室（区域）のうち洗浄・殺菌部分

　また、厨房配置計画の中で、衛生管理に準拠した施設つくりを行う場合、各作業エリアの清汚の区分は明確に行う必要がある（**表 5.3** 参照）。
　厨房機器のレイアウトの中では作業内容と衛生区域の明確な認識の上でブロックプラ

ンを構成する。また、そのブロックプランは食材の搬入から下拵え(したごしら)(プレパレーション)、加熱調理（含む冷菜調理）、冷却、製品保管、配送の流れに準じ、それぞれ汚染、非汚染区域（または、非汚染区域の区分を準清潔区域と清潔区域に区分する場合もある）の設定にするのが一般的である。

(7) タイムスケジュール、スタッフ数の算定

業務運営、調理方式の中でも必ず俎上に載せられる内容であるが、生産能力の算定と適正な労働量のバランスチェックは、厨房機器の選定等にも大きくかかわってくる。タイムスケジュール、スタッフ数とメニューの関係性を明らかにするためには、1日の作業ローテーションを作成し、検討を加えることが必要である（図5.6参照）。

(8) 建築・設備与条件の整理

事業計画、基本方針等に基づく建築設計・設備設計と厨房設備計画との整合をはかるために、各種与条件の整理をはかる。

建築・設備設計与条件の中では、法律的な制約条件（建築基準法、食品衛生法、消防法等）と業務運営のすり合わせが必要な場合があり、参考までに具体的な与条件整理内容をあげると以下のようになる。

① 防火区画、排煙（自然排煙、機械排煙）、消火設備設置位置確認
② 厨房室内の仕上げ工事内容（防水、床、壁、天井）
③ 機器を床・壁・天井に固定する場合の取付方法、耐震方法
④ フロアードレン（FD）、側溝、排水枡(ます)、グリストラップ設置位置
⑤ 煙感知シャッター及び、管理シャッターを設置の場合、その位置
⑥ 床勾配を設ける場合（通常1/200）と床勾配なしの部分の指示（カートイン式スチコン、ブラストチラー前等）
⑦ エネルギー供給の方法（オール電化、ガス併用方式等）、非常時のバックアップ方式等
⑧ エレベーター設置の場合、そのカゴ寸法（間口、奥行き）
⑨ 各エリア室温：下処理、調理（カット室、加熱、冷菜、冷却室）、盛付け、配膳、ピッキング室、配送室等
⑩ 圧縮空気が必要な場合の敷設箇所
⑪ 冷凍冷蔵室、ブラストチラー室外機敷設位置、距離、スリーブ位置、結露対策、高温異常対策等
⑫ 一般フード、排気ルーバー設置位置、また、ソックダクト、天井換気システム等敷設の場合はその内容

図 5.6 タイムスケジュール (3,000 食参考例)

時間 作業内容	2	3	4	5	6	7	8	9	10	11	12	13	14	15	16	17	18	19	20	計
入荷・検収						野菜	1	0.5					1	肉・魚	・乾物					1.5
パン洗浄										1		1		1						3.0
野菜下処理						葉物	2	1						1	1	根菜				5.0
肉・魚下処理							1	0.5												1.5
カット							1	1	3	3										8.0
加熱調理								2	3	3		3	2	2						15.0
冷却																				0
ソフト食・パック								2				2	2	2						6.0
バルク仕分け												1	1	2	1	1				5.0
出荷							2													4.0
洗浄															3	3	4			10.0
その他						3	1	1	2	1		1	2	1		1	1	2		16.0
作業時間						3	8	8	8	8	0	8	8	8	5	5	5	2		76

注:表中の数字は人・時間(人工)を示す。なお、冷却の人工は、加熱調理の人工を兼用する。

⑬　天井高さ、並びにフード下端高さ確認
⑭　分電盤、動力盤設置位置、冷凍冷蔵室制御盤より中央監視室等へのインターロック

なお、実際はさらに、上記内容以外にも条件整理項目は多々あり、いずれの内容も、施工後の変更は非常に難しい内容である。したがって、建築設計、設備設計、厨房設計担当者との綿密な打ち合わせは特に重要である。

(9) 各エリアコーナー対策

全体計画の中で概ね、ゾーニング等の区分けを行い、衛生区域、動線計画等のブロックプランで進行してきた厨房計画と各エリアで検討すべき内容を細部にわたり、俎上に載せる必要がある。

しかし、あくまで配置計画自体は、常に全体の中である種のバランスが必要なため、個別の各エリアの対策のみに終始するのではなく、適正な能力算定等を踏まえ、優先順位のバランスをとりながら配置計画をまとめる必要がある。各エリアでのポイントは下記のとおりである。

① 検収エリア

・検収で大事なことは、チェック作業ができるスペースの確保。
・食材は料理別に管理ができる容器、カートを準備する。
・製品温度・鮮度をチェックして、記録に残す。
・外部容器を解き、内部容器に移し替える。
・種類、量によりプラスケット、フードパンに分けて収納する。容器への収納量を決めると、量数は、そのフードパンの数で確認する方式が効率的である。
　例：野菜類はプラスケット1個に根菜類20kg、葉菜類は10kg収納、肉魚はガストロノームサイズホテルパン1個に5kg収納等。

② ストック

大別して、野菜（根菜・葉菜類、果実）、大豆製品、獣鶏肉類・魚介類、デイリー品（日配品類、牛乳、その他）、調味料類等があげられる。

冷凍冷蔵室に関しては衛生管理並びに食材の保管温度により野菜・果実、肉・魚、デイリー食品等個別に設ける（**図5.7**参照）。

基本的には、上記の食材の1人1食当たりの使用量から1日当たりの総使用量を算出して収納量を決める。

例（根菜類の場合）：1日の使用量が90kgの場合（季節による廃棄率を10％加味 90×1.1＝約100kg）→プラスケット1個に20kg収納の場合5個必要→3段重ねでプラスケットカート2台必要→プラスケット投影面積0.664m×0.486m＝0.323m^2→野菜冷蔵室に約0.6m^{2}スペース確保→実際の占有スペースは2倍必要→1.2m^{2}のスペース必要。

図 5.7 ストックヤード

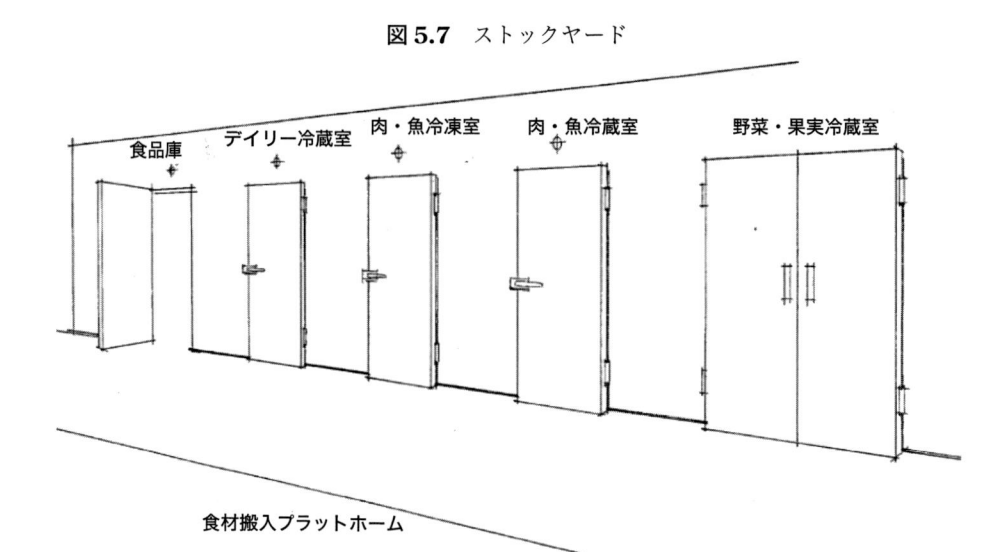

例（肉・魚の場合）：1日の使用量が 50kg の場合→フードパン（1/1 ガストロノームサイズ W 530mm × D 325mm × H 200mm：19.5L）に 5kg 収納の場合→フードパン 10 個→PT フレックスカート 1 台に 8 個収納→カート数 2 台必要→PT フレックスカート投影面積 0.421 × 0.645 ＝ 0.272m^2 →肉用冷蔵室に 0.54m^2 スペース確保→実際占有スペースは 2 倍必要→約 1.08m^2 のスペース必要。

　したがって、上記計算例は 1 日分の想定のため、ストック日数を加味して、全ての収納物に対するスペースの算出をする。

　③　野菜下処理室

　野菜・果実の下処理エリアであるが、全体の工程からは入荷野菜類は下処理（洗浄）後、下処理済冷蔵庫（室）に保管し、翌日の調理に対応する方式が一般的で、パススルー冷蔵庫等を併設する（図 5.8、図 5.9 参照）。

　④　肉・魚下処理室

　肉・魚下処理の主な作業はカット等の作業はほとんど無く、下味を付けるためのシートパン等への移し替え作業が主である。前述の郊外型、地方都市部では魚介類下拵え、原材料のポーションカット作業も幾分考えられる（図 5.10 参照）。

　⑤　上処理

　野菜・果実等のカット作業スペースを確保する必要がある。また、このエリアに近い部分に調味調合等のエリアを設け、専任の担当者を置くことは、味の均一化をはかる意味で有効である（図 5.11 参照）。

　⑥　加熱調理エリア

　CK での加熱中心エリアである。煮炊きのための大型機器並びにスチコン等がフル稼働する。多数のカートを使用するため、通路等も十分な広さを確保する必要があ

第5章　セントラルキッチン・サテライトキッチンの設計・建設時の業務　　85

図5.8　野菜下処理室

図5.9　パススルー冷蔵庫

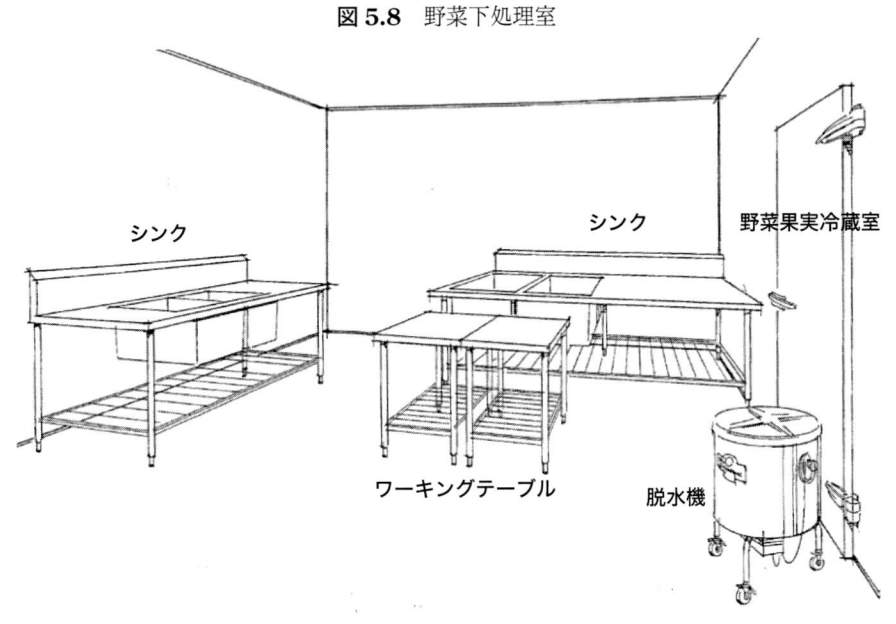

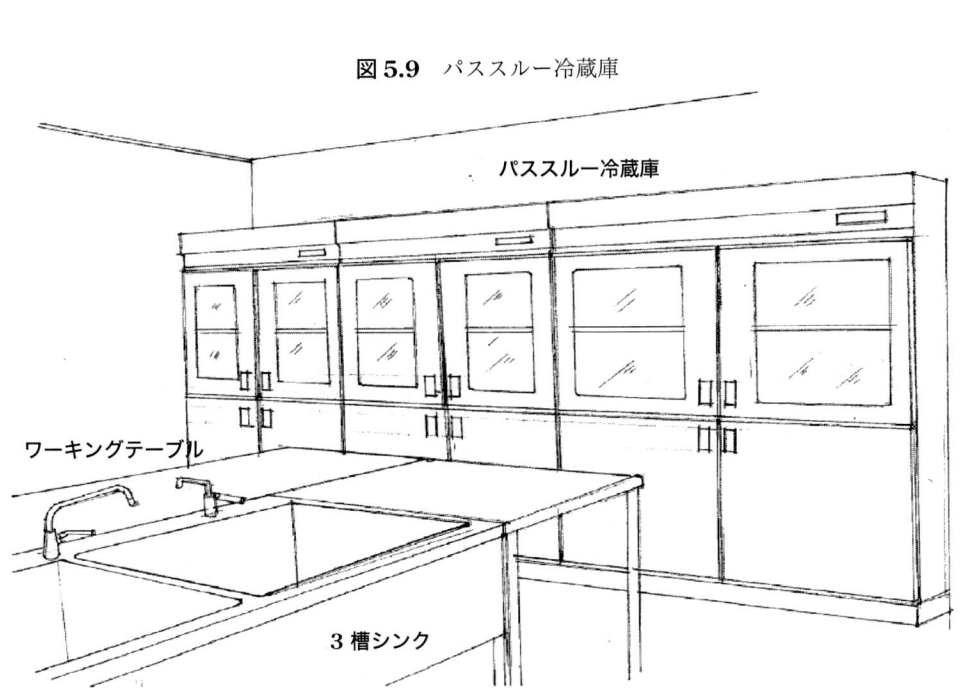

る。また、作業は極力ワンウェイで行われることが推奨される。特に、スチコンが主たる加熱機器になるため、その能力に見合った台数の設置が必要である（図5.12、図5.13参照）。

⑦　冷却室

前記、加熱エリアのスチコンと連動して、その能力がCKの生産量を左右する。エアー

図 5.10　肉・魚処理室

図 5.11　上処理エリア

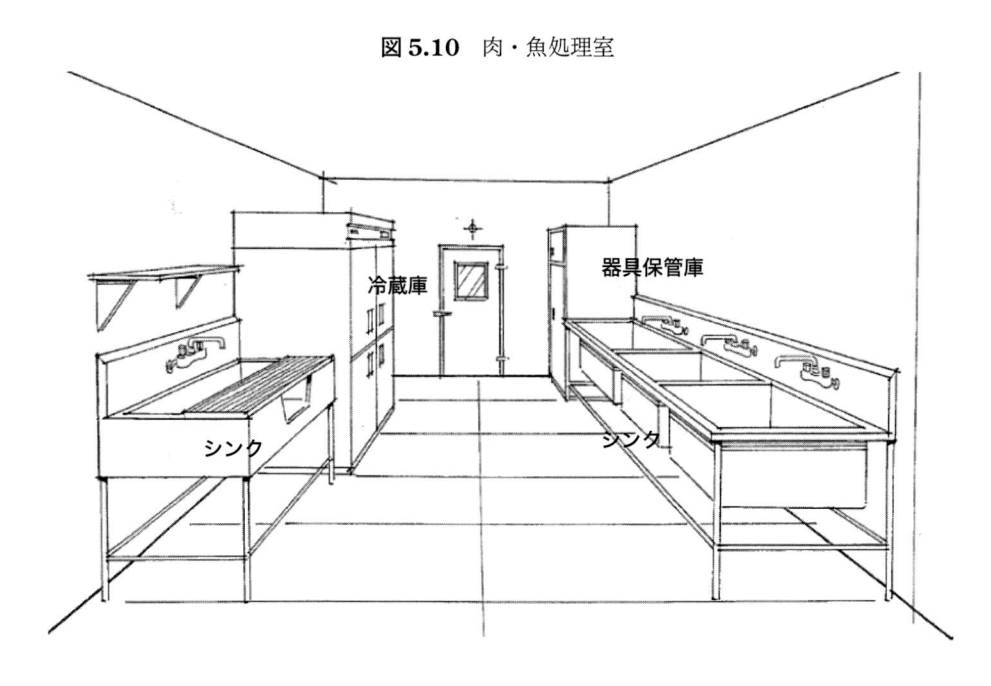

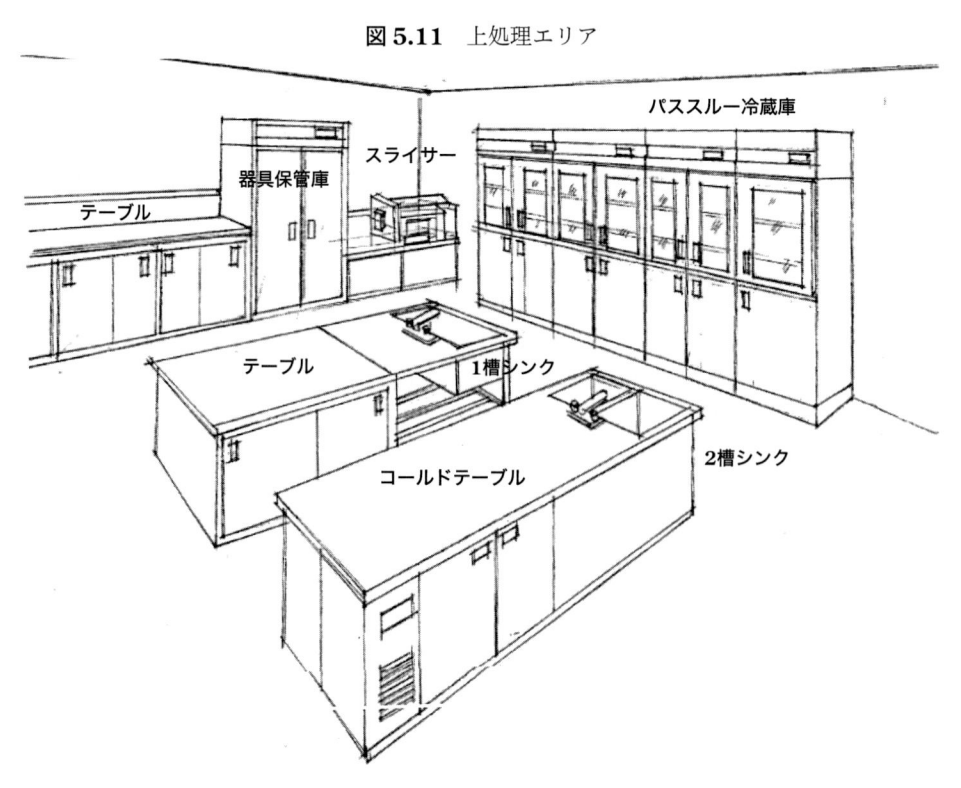

ブラスト（−40℃前後の冷風にて冷却する方式）と、液状品冷却のための氷水冷却器にて冷却する方法があり、メニュー構成の視点からも併用が推奨される。スチコンの加熱時間に比べ、冷却時間は概ね2倍以上かかるため、概略の算定では、スチコン1台に対して、

図5.12　加熱エリア
（壁掛け式ブレージングパン、回転釜設置例）

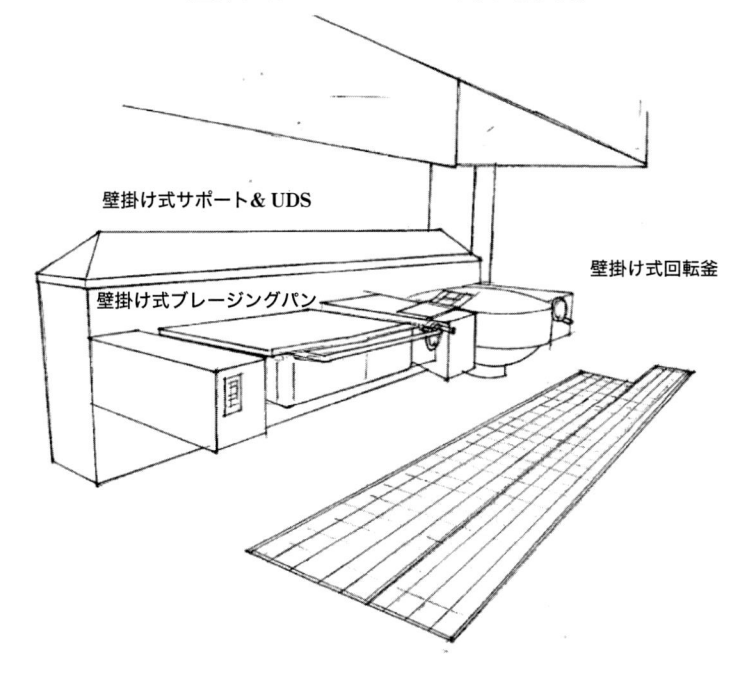

壁掛け式サポート＆UDS
壁掛け式ブレージングパン
壁掛け式回転釜

図5.13　スチームコンベクションオーブン設置例

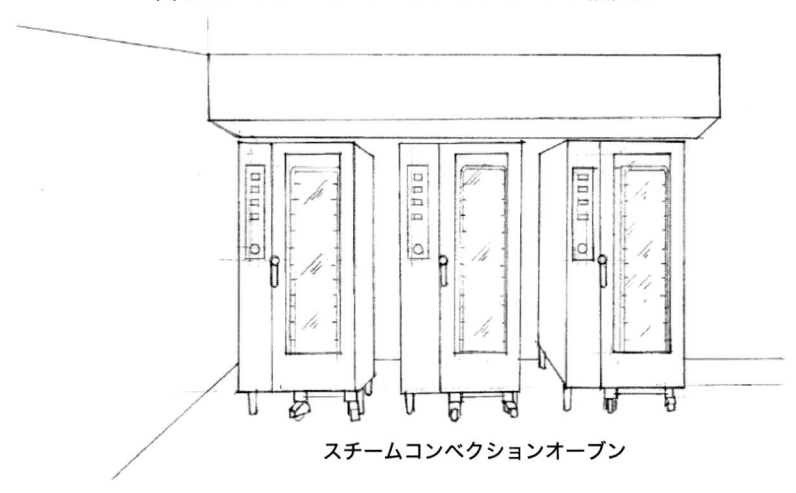

スチームコンベクションオーブン

　ブラストチラー2台が必要ともいわれている。詳細設計では、メニューアイテムごとの作業時間とホテルパン使用枚数とブラストチラー稼働時間のタイムスケジュール作成でそれぞれの台数を設置する。オーバースペックにならず、かつ、余裕を持った設置台数が望まれる（**図5.14**参照）。なお、小規模CKではスペースの関係より、冷却室を設けない場合もあり、その場合は加熱調理室内にスチコンと併設する（**図5.15**参照）。

　⑧　チルドバンク

図 5.14　冷　却　室
ブラストチラー/氷水冷却器設置例

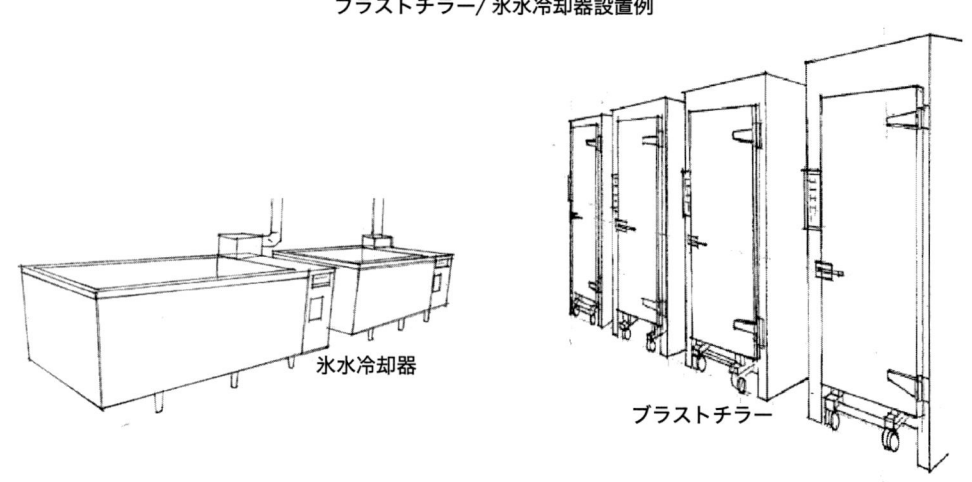

氷水冷却器

ブラストチラー

図 5.15　加熱調理室
スチコン＆ブラストチラー設置例

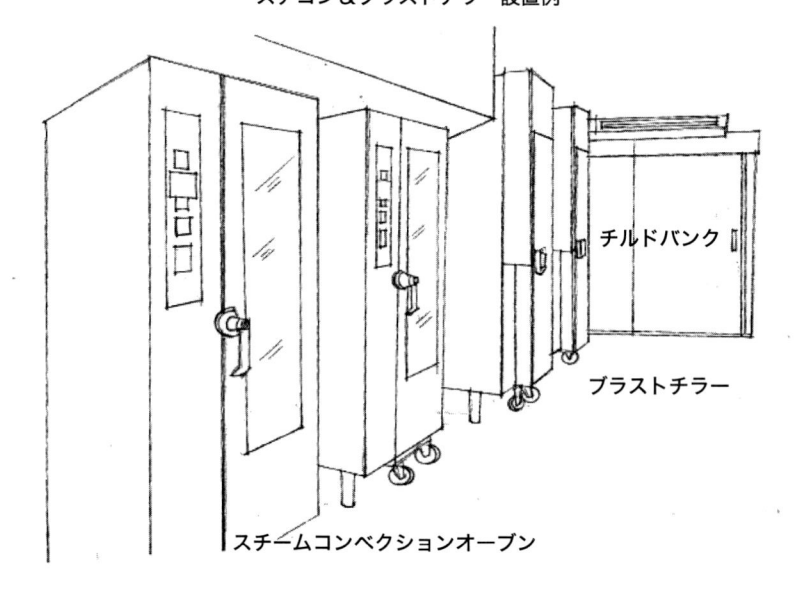

チルドバンク

ブラストチラー

スチームコンベクションオーブン

　冷却エリアにて冷却された食材をストックするエリアで、ホテルパン調理食数がベースとなる（**表 5.4** 参照）。基本的にはスチコンカートにて全て保管する方式が、積み替えの手間が省けるため理想ではあるが、スペース、費用等の問題で、食材の項で触れたPTフレックスカートとの併用が一般的である。したがって、チルドバンクに保管する日数を何日にするかで、そのステイスペース算定が必要となる。

　参考例：スチコンカート使用台数が1日に約20台の場合（生産品ストックを2日分と仮定した場合スチコンカートは合計40台必要）、仮に、スチコンカート10台使用の場合、PTフレックスカート使用台数は15台必要（PTフレックスカート1台に、スチコン

表5.4 ホテルパン調理食数

	主　菜	副　菜
煮　物	20食	40食
焼　物	20食	40食
揚　物	20食	40食
炒め物	20食	40食
蒸し物	20食	40食

カート2台分のホテルパン収納可能のため）→スチコンカート投影面積：$0.4m^2$/台、PTフレックスカート投影面積：$0.28m^2$/台→収納スペース $0.4m^2 × 10$ 台＋ $0.28m^2 × 15$ 台＝ $8.2m^2$ →チルドバンクスペース $8.2m^2 × 2$（実際運用は2倍必要）＝ $16.4m^2$

さらに、サラダ等の冷凍食品もホールディングするため、その分のスペースも見ておく必要がある。

⑨　ピッキング室

上記、チルドバンクより各SK施設に配送するための食材を仕分けるエリアとして、ピッキングエリアが必要となる。ピッキングされた食材は、さらに各配送エリア別に製品冷蔵室に保管され、配送の順番に基づき待機する。このエリアで、盛付け等の作業も行う場合、衛生管理上は、低温室の設定（概ね8〜15℃前後）で、ソックダクト（ソックスダクト）等の敷設をはかり、衛生管理留意と体感温度を緩和する方式が多く採用されている。

⑩　製品冷蔵室

製品冷蔵のスペースにより、そのCKの生産量が規定されるのは、前述のとおりである。配送の方法としては各種配送用具があるが、チルドバンク設定同様、配送用具の必要台数、並びにその投影面積から必要面積を算出する（図5.16参照）。

前述PTフレックスにてホールディングする場合は、チルドバンク同様PTフレックス投影面数（$0.28m^2$/台）×所有台数×2（通過面積等の有効確保の整数）

参考例：PTフレックスカート40台使用の場合

$$40 台 × 0.28m^2/台 × 2 = 22.4m^2$$

⑪　洗浄コーナー

病院等における院内セントラルキッチン方式の場合は別として、原則、CKでは食器の洗浄はなく、配送SKから返却されるホテルパン、並びに、CK内で使用されたバット、ホテルパン類の洗浄が主となる。洗浄された器具類の消毒のために器具消毒保管庫を併設する（図5.17参照）。なお、配送先から返却されたカート類の洗浄スペース、もしくはカート洗浄機の敷設も想定しておく必要がある。

図5.16　製品冷蔵室配置例

PTフレックスカート

PTフレックスカート

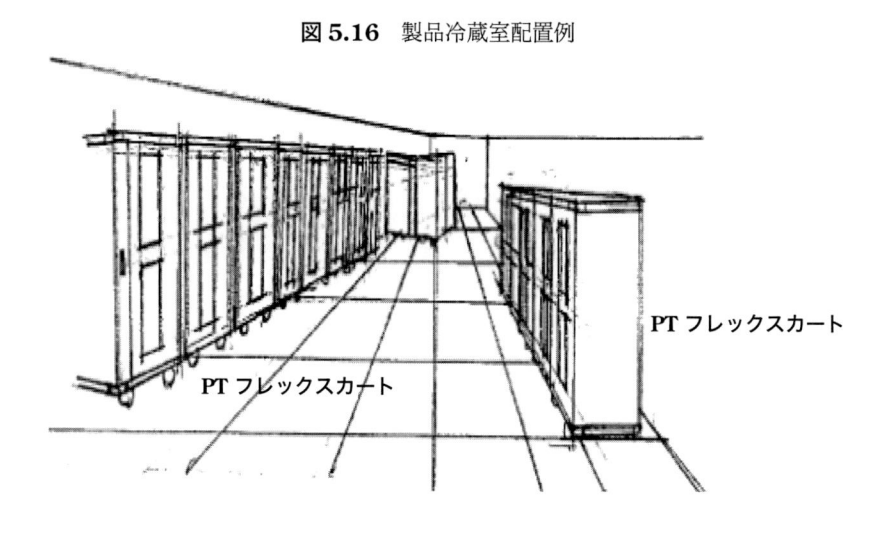

図5.17　洗浄室配置例

器具消毒保管庫

移動水切台

洗浄機

(10) 厨房機器リストアップ

　最終的な機器・配置である必要はないが、基本設計図をまとめる前段階として能力算定等をベースに概ねの厨房機器のリストアップが必要となる。このリストアップに基づき、概算金額の算出も行い、事業計画の予算等に合致するか否かのチェックも併せて行う。

　また、このリストアップを基に、エネルギーボリュームの算定も行う。オール電化方式、燃焼系機器併用方式等のイニシャルコスト、ランニングコストの採算性検証もこの時点で行う。

(11) プランの作成

　厨房プランの作成はCK全体の業務運営に精通し、かつ厨房の作業内容、並びに建築・

設備の知識を総合的に取りまとめる必要がある。また、各施設によりその理念、方針、立地条件、供給方法等が微妙に異なるため、あるところで成功した手法が別の施設でも成立するとは限らない。その与条件を施主と設計者が綿密に打ち合わせ、かつ、設計者も全く新しい発想で設計のストーリー性を確立する必要がある。

また、CKにまつわる直近の情報等も相互に共有しながら、他施設の見学、新しいシステム構築を図りながら設計を行うことが最も大事である。

実際上は、かなりの回数のフィードバックを繰り返しながら基本設計のためのプランの構成を行う。

(12) 厨房基本設計図

事業構想、基本方針等を基点に厨房計画フローに則り、基本設計図の作成に至る概ねの経緯を示した。多少の順序や、内容の密度が異なる場合もあるが、概略のフローは前述の内容である。

基本設計以降は実施設計にて、さらに具体的業務運用等とすり合わせを行い、実施設計、

表 5.5 厨房創設フローチャート

	PHASE - 1			
	プレリサーチ【基本構想】 ・理念・方針・機能・食数・規模・事業費・将来構想			
	PHASE - 2	PHASE - 3	PHASE - 4	PHASE - 5
運営概要	【基本運営システム】 ・現状調査 ・事業収支計画 ・提供食数 ・運営方法 ・献立内容 ・CK機能 ・SK機能 ・組織 ・配送方法 ・仕入方法 ・人員配置計画 ・業務量予測 ・再加熱カート検討 ・設計与条件	【実施運営システム】 ・CK/SK 詳細業務運営 ・業務手順 ・メニュー作成 （献立、レシピ作成） ・タイムスケジュール （検収・下処理・調理・冷却・洗浄等） ・ピッキング・配送計画 ・CK/SK 人員配置計画 ・再加熱カート運用計画 ・仕入れ方法 ・配送計画 ・サービス計画 ・収支計画	【運営マニュアル】 ・運営マニュアル策定 （SSOP 衛生マニュアル等） ・HACCP システム ・基本献立作成 ・CK/SK 作業マニュアル ・食器選定 ・再加熱カート運用マニュアル ・SK 盛付作業マニュアル ・仕分・配送マニュアル （タイムスケジュール・配送人員計画・緊急時対応策等） ・発注・仕入方法・業者選定 ・各種委員会規定 （調理・HACCP・CK/SK 等）	【開設準備】 ・調理実習 ・CK作業シミュレーション ・SKスタッフ教育、訓練 ・オリエンテーション ・リハーサル
施設設計 厨房設計	【基本設計】 ・建築/設備与条件策定 ・HACCP 準拠施設設計 ・スペース策定 ・エリアゾーニング ・スケマチックプラン ・基本設計策定	【実施設計】 ・建築/設備実施設計 （建築・衛生・電気・空調） ・GMP 準拠施設設計 ・関係法規 ・動線計画 ・各機器能力算定	【施工】 ・建築/設備施工図作成 （建築・衛生・電気・空調） ・施工要領図作成 ・各エリアコーナー別対策 ・施工工程図作成 ・厨房機器承認図作成	【開設準備】 ・SK 改修工事 （建築/設備基本設計） （建築/設備実施設計） ・業務開始シミュレーション
厨房機器整備	【機器整備基本計画】 ・整備範囲計画 ・主要機器設置 与条件 ・概算積算	【機器整備実施計画】 ・機器リスト ・機器仕様設定	【調達支援】 ・機器選定 ・入札図書作成	【開業準備】 ・設備与条件確認 ・据付・監理
情報システム	【システム化計画】 ・現状調査 ・システム全体構想 （献立・受発注・配送・温度管理システム等）	【システム要求機能】 ・システム要求仕様 ・メーカー選定 （ハード・ソフトウェア）	【プログラム作成】 ・運営システム ・システム統合	【開業準備】 ・運用シミュレーション ・オリエンテーション

施工へとプロジェクトは進行する。紙数の関係上、全ての項目を述べることは難しいが、基本構想から基本設計、実施設計、並びに施工までの一連の工程での検討項目が建築工程の各フェーズで議論されることになる（**表 5.5** 参照）。

5.2　厨房計画（実施設計・施工関連事項）

(1)　設計・建設会社の選定・決定

施設創設に当たっては業務運営等のソフトの部分と、それらの運営面を確実に実行に移すためのハードとしての建屋と設備の設計、並びに食事の生産を行う厨房機器設計がある。

特に CK の中では生産財としての厨房機器の占める役割が大きい点は前述のとおりである。したがって、建築・設備の担当者も働きやすく、かつ、衛生面に最大限配慮した設計の手法で、厨房設計担当者と緊密に連携する必要がある。

昨今、どちらかといえば経済性優先で設計・建設会社選定を行うケースが多く見受けられるが、それらは非常に重要なファクターではあるものの、絶対条件ではないといえる。

最近は環境負荷低減、CO_2 削減、エネルギー消費等、環境総合評価も重要な視点であり、それらへの提案力も総合評価の重要な評価項目に加えるのが趨勢といえる。

設備機器の中でも、特に厨房機器の長時間稼働、エネルギー消費量の大きさは省エネルギーの観点からも重要な問題となっており、その消費量削減は今日的課題といえる。

さらに、それらの提案力と同時に、生産財の有効活用を図るためには、どうしてもその設計、施工の経験に裏打ちされたノウハウを駆使してプロジェクトを遂行する必要があり、その意味においては、施工実績が大きな判断材料と言える。

(2)　設計建設工程表作成・関係法令

プロジェクト遂行に当たっては、全体スケジュールの中で、その折々にしなければならない作業がタイミングよく実施される必要がある。

基本的には「企画・構想」に基づき施設概要、食数、内訳、衛生管理、搬送、エネルギー、作業人数、作業内容等を考慮した設計図が作成される。

施設規模にもよるが、その後、基本設計に基づき、さらに業務運営等の整合を図りながら、建築、設備詳細設計、厨房設計等の「実施設計図」が作成され、業者選定後、施工工程表が作成される（表 5.1 参照）。

この施工工程表に基づき竣工引き渡しまで、施工にまつわる詳細項目を詰めながら建設工事が進められる。基本設計、実施設計の中で業務運営内容との整合がなされていなかった内容に関しても、すり合わせを行いながら、実施される。

関係法令としては、建築確認申請等、建築工事にまつわる申請業務が必須であるが、食

品を扱う工場のため、建設地域・場所により、排水基準等の内容確認が必要となる。

その他、食品衛生法上の観点から、基本設計の段階で、保健所事前打ち合わせ等の行政指導も念頭に入れた対応が必要である。

(3) 厨房施工会社の選定について（CK、SK の施工事例の見学確認）

厨房施工会社の選定に当たっては、コストによる経済性の視点は重要といえるが、絶対ではない。HACCP に準拠した施設つくりのノウハウ、業務運営の理解度、エネルギー消費等総合的な提案力が評価の基準といえる。

さらには、設計事務所・建設会社の選定と同様、施工実績、施工事例等の検証も必要である。また、厨房施工会社の食品加工施設に対する考え方、メンテナンス体制等も重要な選定評価のポイントとなる。

5.3　内装・設備工事と仕様

施設の巧拙は特に内装工事で左右されるため、建築工事の中では、サンプルの取り寄せ、他施設事例等を踏まえて決定する必要がある。また、設備工事は厨房機器の能力発揮や衛生管理において特に大事な部分である。この設備工事の内容が将来にわたる設備のランニングコストに跳ね返ってくるため特に大事といえる。以下、その内容について述べることとする。

5.3.1　厨房内装（床・壁・天井、間仕切り壁等）
(1)　床（仕上げ材料、床勾配）

床は厨房の衛生管理上非常に重要であるが、厨房に最もふさわしい床材の選定に関しては議論の多い部分でもある。施工事例の中で最も多いのは各種樹脂（エポキシ、ウレタン樹脂等）を混入した塗床であるが、この材料は塗り重ねが可能なため、将来にわたる補修等の面で優れている。ただし、表面にノンスリップのためのカーボランダム粒子埋め込みでヤスリの表面のような凹凸部分が衛生面でのゴミ溜まり、キャスター摩耗を引き起こす点が問題である。最近採用事例の多い材料としては、特殊防滑塗装をした長尺塩ビシートの類があげられる。その他、目地部分の処理を極力小さくした、特殊タイルでの施工事例も、恒常的な美観面、耐久性の点では非常に優れた材料であるが、経済性との整合が課題である。なお、『大量調理施設衛生管理マニュアル』等で床の勾配に関しては 1/100～2/100 が推奨されているが、当該 CK では移動式のカートを多用するため、その勾配では内容物が傾いたり、カートイン方式の機器の運用に支障をきたす場合があるため、特に注意が必要である。カート類使用の場合、部分的にその前面は勾配なしにとどめる方式が現

実的である。また、汚染区域、非汚染区域で床材の色を使い分けることにより衛生管理の認識を高めることは作業従事者の衛生観念を高める意味では有効といえる。

(2) 壁（下地材料・仕上げ材料）

厨房内の壁は一般的には防火区画を想定して、スチールパネルや化粧合板等の不燃材料で構成し、仕上げ材料としてタイル、化粧ケイカル板、ステンレス板等の取付けが一般的である。水回りのため、床面から1m以上は不浸透性、耐熱性の材料を選ぶ必要がある。機器類が移動する壁面にはステンレス板やガードバンパー、コーナービート敷設で施設内維持管理を適正に行うことも必要である。

なお、床と壁の境界部分には"サニタリー幅木"を採用するか、R仕上げ（30～50R）敷設が推奨される。このR仕上げを施工することにより、清掃の容易さをはかると同時に壁へのカート類の衝撃を防止することも可能となる（**図5.18**参照）。

(3) 天　　井

厨房内の天井材料としては耐熱性、防火性、清掃性に優れた材料としてフレキシブルボード、ケイ酸カルシウム板に塩化ビニール系樹脂塗装等が用いられている。厨房における天井高さに関しては、基本的には床面から2,600～2,700mm以上の高さが望ましい。厨房の性格上、排気のためのフード敷設、防火区画のための排煙垂壁（100m²区画、天井下部50cmの垂壁敷設）等の問題を解消するためにも天井高さはやはり2,600～2,700mm以上が望ましいといえる。

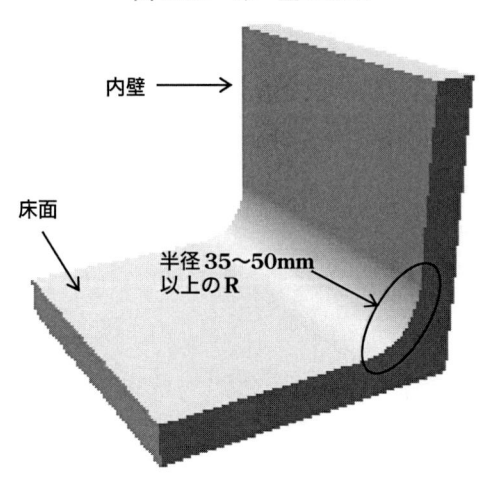

図5.18　床・壁R加工

5.3.2　ドライシステム（キープドライ）

　最近の厨房は基本的には病原菌繁殖のリスク、並びに作業性向上の理由より、厨房のドライ運用にて業務を行う方式が一般的である。以前は日本食での生ものを扱う厨房のイメージで、作業後の清掃は水で洗い流す方法が多用されてきた経緯があるが、跳ね水による汚染、カビの発生等ウエットエリアのリスクが取りざたされてきたため、そのリスク軽減のために、ドライの運用が推奨されている。厳密には床のドライ運用に関しては、建築・設備、厨房機器単体並びに業務運用上での総合的配慮が必要である。清掃しようにも水を掛けざるを得ない機械や設備の結露発生等、厨房のドライ運用を阻害する要因は多々あるため、その目的、考え方、建築、設備、厨房機器、オペレーション等総合的な判断が必要である（図 **5.19** 参照）。

図 5.19　キープドライの考え方

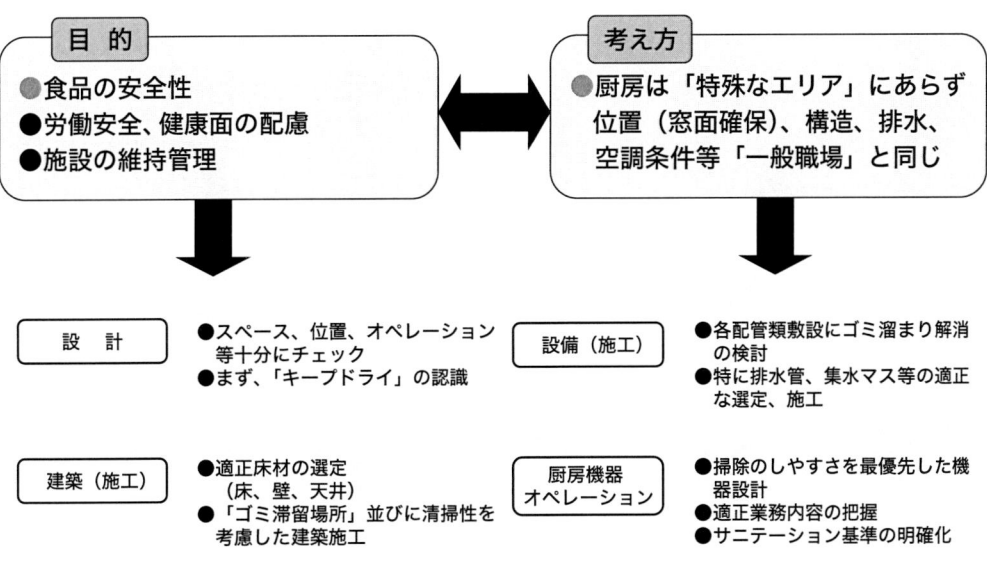

■ キープドライシステム

目 的
- ●食品の安全性
- ●労働安全、健康面の配慮
- ●施設の維持管理

考え方
- ●厨房は「特殊なエリア」にあらず位置（窓面確保）、構造、排水、空調条件等「一般職場」と同じ

設　計
- ●スペース、位置、オペレーション等十分にチェック
- ●まず、「キープドライ」の認識

設備（施工）
- ●各配管類敷設にゴミ溜まり解消の検討
- ●特に排水管、集水マス等の適正な選定、施工

建築（施工）
- ●適正床材の選定（床、壁、天井）
- ●「ゴミ滞留場所」並びに清掃性を考慮した建築施工

厨房機器オペレーション
- ●掃除のしやすさを最優先した機器設計
- ●適正業務内容の把握
- ●サニテーション基準の明確化

5.3.3　照明・換気・空調・電気・衛生設備（ガス・給排水）汚物処理

(1)　照　　明

　JIS 基準では厨房の照度は 300〜750 lx といわれているが、その作業内容により推奨される必要照度が決められている（**表 5.6** 参照）。厨房の照明器具選定にあたっては、前述 HACCP の観点からも塵埃等の付着、堆積がしにくい器具の選定が必要である。万一、破損が生じた場合でも、食品への異物混入の恐れのないものの選定が推奨される。また、CK 方式では再加熱の手法を多用するため、最終提供食品の「色」による"仕上がり"状態の演出には、照明器具の選定による最新の配慮も必要である。

表 5.6 作業内容に基づく必要照度

作業内容	望ましい局部照明
精密な作業	750～1,000 lx
通常作業	300～500 lx
精密さを要しない作業	100～200 lx

(2) 換気設備

水蒸気、熱気、煤煙、臭気等の発生源にはフード及び換気扇で構成された強制換気装置が必要となり、この場合の換気能力は一般的にはフード面で1秒間に0.25～0.5m（面風速）の吸引能力を有するものが望ましいといわれている。ガス式厨房機器を設置の場合、最低換気量30KQ（Kは理論排ガス量0.93m^2/kWh, Qはガス消費熱量）と上記面風速のうち大きい数値を採用するのが一般的である。

上記、排気のため、厨房への給気に関しては外壁給気ガラリや給気ファン取入口には、必ず防塵フィルターや防虫網を取り付け、埃や害虫の侵入を防ぐ構造にする必要がある。

また、外気取入口は、排ガスや排気口の影響を避けるために、屋上などの高所や影響の少ない箇所に設置する。市街地でのCK施設に関しては、近隣からの臭気への苦情が発生する場合があるため、脱臭フィルター設置等の臭気対策も検討しておく必要がある。

さらに、厨房内の作業時間は、加熱調理、洗浄等それぞれ異なるため、使用時間帯で換気設備を制御できる方式を採用する。

(3) 空調設備

最近の厨房施設は『大量調理施設衛生管理マニュアル』記載の室温25℃以下、湿度80％以下の作業環境の設定が必要である。SKはこのレベルで良いが、CKは細菌の増殖の少ない、室温20℃以下（中温細菌の増殖が抑えられる）が望ましい。そのため、従来の厨房のように単純に外気を取り入れる方式では室温上昇をきたすため、空調ユニット等にて冷却した空気を送り込む必要がある。

したがって、その場合、空調吹き出し口は冷風のために、結露の恐れがあり、調理作業、盛付作業等の作業位置に設けることは避けなければならない。どうしてもそのような場所に冷風吹き出し口を設ける場合、柱、壁等をふかして、その位置に吹き出しガラリ、またはパンカルーバー等を設ける方式を推奨する。

なお、消防法でいうところの排気基準に合致しながら、なおかつ、上記冷房風を送り込む仕組みを取り入れた天井換気システム等の導入は、作業環境向上及びランニングコスト低減と共に、衛生管理の面からも推奨される方式といえる。

特に、所要年数経過後は厨房設備の改修等が必然となってくるが、その折に、機器移設

等で最大のネックは加熱機器に係るコード、ダクト工事となる場合が多いため、それらへの解消策の観点からも、天井換気システムは有効である。

(4) 電気設備

電気設備計画においては受変電設備と幹線設備計画を適切に行い、過剰設備を避け、(最大需要電力）デマンドを下げる必要がある。これが、ランニングコストに大きくかかわってくる。厨房機器の細部シミュレーションによる同時使用率の適正な設定が決め手になる。従前、70％前後の同時使用率が一般的といわれてきたが、最近の傾向としては60％前後といわれているようである（日本エレクトロヒートセンター発行『業務用電化厨房施設の設備設計指針』より）。

震災等の事例では電気の復旧は最も早かったが、災害時でも食事供給を絶やさないためには主要厨房機器も自家発電供給対象として計画しておく必要がある。

特に、クックチル方式が主たる生産方式となるCKでは冷蔵設備とスチコンが最も主要な機器となる。また、スチコンは1台当たりの電気容量も格段に大きいため（1/1ホテルパン20枚型で約38kW前後）、冷凍冷蔵室同様緊急時における非常電源のバックアップも確実に行っておく必要がある。その際、機器のバックアップ同様、照明、排気フード等のバックアップも併せて行う必要がある。

(5) ガス設備

震災以降、オール電化厨房の流れが幾分減速傾向にあるのは、電力の供給不足に伴う節電傾向の社会状況と、エネルギーの多元的供給が不測の事態に対する適応性が高いということで燃焼式厨房機器が再認識されてきているためである。特に「涼厨」（"涼しい厨房機器"の略称）といわれるような、ガス回転釜等で集中排気方式を導入した機器（従来の厨房機器の表面温度に比べ、著しい表面温度の低下で、周囲温度の上昇を防ぎ、かつ、作業中の安全性を向上させた機器等）はその代表例である。

また、従来、炊飯器、スチコン等のボックス式燃焼機器はかなりレベルの高い断熱措置が施され、電気式機器と遜色ない表面温度、輻射熱低減がはかられている。

直接的な燃焼機器導入ではないが、前述の大型の非常電源装置導入を図る方式とは別に、プロパンガスを使用した移動式回転釜導入等も、非常時、緊急時には食事バックアップの手法として有効である。

(6) 給排水衛生設備

《給水設備》厨房設備で使用される機器に必要な給水圧力、給水量の確保が前提であり、クロスコネクションや水道法でいうところの吐水口空間の確保等が注意すべき点である。

給水量設定に関しては、大まかにはカラン1個の吐水量から算出する方法もあるが、厨房機器の業務運用から想定する方式がより詳細な想定が可能となる。

具体的には、総容量のオーバーフロー回数を業務運用の中で想定する方式である。

例：下処理の1槽シンク：W 900mm × D 750mm（槽有効 w 800mm × d 600mm）、槽深さ h = 300mm（オーバーフローは甲板から50mm）の場合の槽容量→800mm × 60mm × 25mm（120,000cm³）120L。

- 上記シンクを下処理室で使用の場合（1時間に3回転オーバーフローして使用と想定）→ 120L × 3 = 360L/h →内50％が給水量、残り50％が給湯量想定。
- 上記シンクを盛付エリアで使用の場合（1時間に1回転オーバーフローして使用と想定）→ 120L × 1 = 120L/h →内50％が給水量、残り50％が給湯量想定。

したがって、すべての給水使用機器を縦軸に、使用時間を横軸に調理の中で作業内容を概ね想定し、時間別使用量を想定する。

なお、その同時使用率は概ね60％前後と推定されている。

《給湯設備》給湯設備に関しては電気式給湯器による給湯設備と燃焼式給湯器による給湯方式がある。電気式給湯加熱方式としてはヒーター方式とヒートポンプ方式があり、最近ではいわゆる業務用「エコキュート」方式がその効率性から注目されている。また、ガス燃焼方式とエコキュート方式の「ハイブリッド」方式も提唱されている。

給湯能力に関しては、特に寒冷地ではその稼働条件の適合性、能力低下、配管類の放熱ロスを考慮した機器選定が必要である。

シンク類の給湯量の算出は、給水量算出に準拠するが、特に大量に湯を使用する食器洗浄機は給湯量によりその能力が左右されるため細心の配慮が必要である。

《排水設備》厨房排水は単独系統とし、適切な容量のグリストラップ経由で排水処理を行う必要がある。グリストラップの設置場所としては、定期的なスカム（浮遊油脂）除去や臭気防止のために、敷地等の制約がなければ屋外に設ける方式が望ましい。建物形状や制約条件のため、屋内に設置する場合は、常識的に非汚染区域は避けるべきである。

CK等はその設置場所、並びに1日当たりの使用水量が概ね50m³以上の場合、水質汚濁防止法に準拠し、BOD（生物化学的酸素要求量）やSS（浮遊微粒子）、ノルマルヘキサン濃度等を基準値以下にして放流するための厨房排水除外施設の導入も検討する必要がある。

排水方式は前述のキープドライ方式を原則とし、床排水溝敷設は最小限にとどめる方式が最近の衛生的な厨房の形態となっている。やむなく、側溝等を敷設する場合は、勾配や側溝隅切(すみきり)やR加工が必要である。また、ステンレス製の側溝も清掃性が非常に優れているため推奨される。

冷機器、食器洗浄機、消毒機器等の機器は間接排水が原則であり、排水空間の確保が必

要である。さらに、逆流の恐れがある部分には逆流防止弁等の措置を講じる。
　スチコン、食器洗浄機等の高温排水となる機器には耐熱性の配管材料で接続する。

5.3.4　防虫・建物外部の整備・配送車の洗浄

　《防虫》施設稼働後、施設内に子虫の発生事例を見かける。原因としては、返却、発送のドックシェルターからの侵入が考えられ、対策としては、エアカーテン式のドックシェルター等が採用されているようである。ドックシェルター方式でないプラットホーム式での荷受け、発送エリアでの防虫としては防虫灯、殺虫等の敷設方式が多く採用されている。
　その他、子虫等の発生は、グリストラップ、排水弁等の排水管からの侵入の事例もあるため、定期的な清掃の周知徹底が必要である。
　《建物外部の整備》整理・整頓等の 5S の徹底は、施設内外を問わず HACCP に準拠した施設管理のセオリーでもあり、かつ、提供製品の"顔"でもあるため常に行き届いた清潔な環境整備が求められる。
　《配送車の洗浄》都市部の CK のように物流業者に配送をゆだねる方式の場合、彼らは、同じような食品配送を多く手がけているため、衛生管理は信頼して良いと思われる。
　一方、自前での配送方式を採用する場合、配送車の洗浄・消毒は製品のノーリスクを担保するためにも徹底する必要があることはいうまでもない。

5.3.5　将来の生産力増強・施設拡張の考え方

　多くの食品プラント同様、生産増強に伴う施設拡張の流れは、採算性の向上の視点からも望まれる状況と推察される。ただし、CK の性格より、生産増のみを追求する方式はなじまないため、生産能力の拡大と衛生管理も含めた品質の確保をはかるためのポイントについて述べることとする（**図 5.20** 参照）。なお、当初想定方式と将来増設方式に区分して説明を加えるが、実際的には、事業の将来展望、初期投資の考え方で、その方式は異なる。

(1)　ポイント-1（当初より想定する方式）

① 生産量

　当初より生産量増強を見越した機器配置を行う方式である。3,000～5,000 食位の範囲の場合よく採用する方式であるが、初期投資の負担を軽減するために、スチコン、ブラストチラーの台数等を将来工事として、1 次側設備（給水、排水、電源等）のみ敷設して、将来生産量増強の折に機器を導入する方式で、リアリティの高い方式といえる。特に、スチコン等は電気容量が大きいため、増設に係る費用の削減にもなる。
　現実的な方法としては、シフトの変更、稼働時間の変更等で対応する方式も、その増大

図 5.20 将来の生産量増・拡張の考え方のポイント

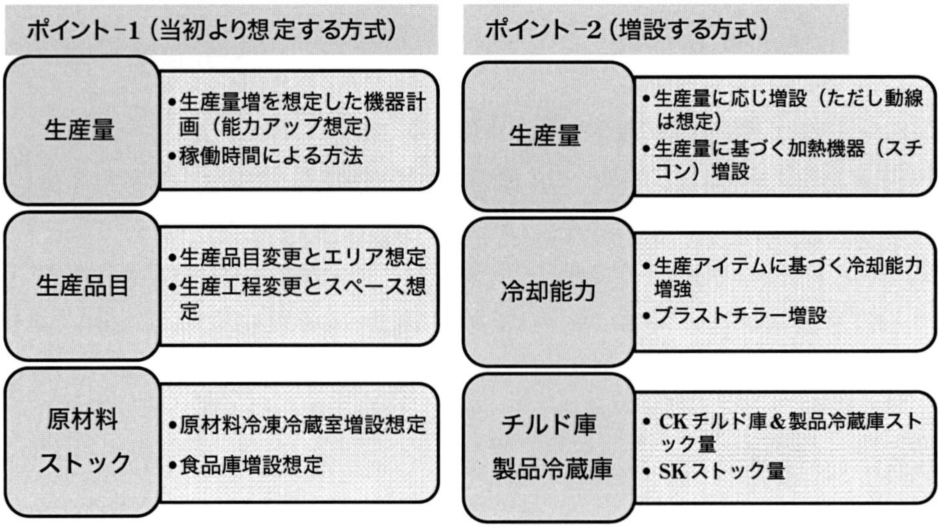

ポイント-1（当初より想定する方式）		ポイント-2（増設する方式）	
生産量	・生産量増を想定した機器計画（能力アップ想定） ・稼働時間による方法	生産量	・生産量に応じ増設（ただし動線は想定） ・生産量に基づく加熱機器（スチコン）増設
生産品目	・生産品目変更とエリア想定 ・生産工程変更とスペース想定	冷却能力	・生産アイテムに基づく冷却能力増強 ・ブラストチラー増設
原材料ストック	・原材料冷凍冷蔵室増設想定 ・食品庫増設想定	チルド庫製品冷蔵庫	・CKチルド庫＆製品冷蔵庫ストック量 ・SKストック量

する量の範囲では可能である。

したがって、当該方式の場合は、建築面積に関しては、幾分大きくならざるを得ないが、建築増設等の費用負担に比べると格段に少なくて済む。

② 生産品目変更を想定

CKといえども、採算性の追求は避けられない。価格競争により当初の生産品目の変更をせざるを得ない事態は想定されるため、それらの生産品目の変更、並びに生産工程の変更も視野に入れておく必要がある。

（例：嚥下食等の得意品目や、地産地消に特化した製品に集中するといった選択等）

③ 原材料ストック

食数増に伴う原材料保管量の確保は即、問題になる。当初より、敷地的に余裕があれば、そのスペースを幾分大きめに確保しておく方式が望ましい。大きめに確保することにより、設備費的には高くても、価格等のブレを幾分コントロールできるというメリットもある。

やむを得ない場合は、外付けでそのスペースを確保しなければならない。その場合、作業動線、食材の流れの関係より、下拵えエリアに近接した場所の確保が望ましいため、配置計画の段階で想定しておく必要もある。

(2) ポイント-2（増設する方式）

① 生産量

一般的な食品プラント同様、大幅な生産増に関しては、ラインの関係より、別棟での増設になるが、小、中規模の増産であれば、部分的に加熱エリア、特にスチコン等の増設をはかる方式となる。

加熱作業自体は単体で成立するのではなく、下拵え、カット作業など連続する作業であるため、その作業の効率も念頭に入れた配置が必要である。

② 冷却能力の増強

特に、生産量増大に伴う能力の課題は、冷却能力に集約される。加熱等の作業時間に比べ、冷却時間は概ね2倍以上かかるため、スチコンにマッチしたブラストチラー、並びに氷水冷却機の増設が必要になる。

③ チルド庫、製品冷蔵庫スペース拡大

生産量増強に伴うチルド庫、製品冷蔵庫のスペースが、そのCKの能力を決定するといっても言い過ぎではない。したがって、(1)-①にて見越した将来予測により幾分大きめのスペースを確保する方式は常套手段であるが、さらに増大する生産量の対応については、施設拡張により対応せざるを得ない。

加熱、冷却機器に関しては、最悪の場合は稼働時間を長くする方法でしのげるが、ストックスペースの不足は、温度管理上致命的になる。したがって、増設に関しては、その建物の配置計画において、増設可能な配置をあらかじめ想定しておくことが特に大事といえる。

(久保　修)

第6章　創業時までに必要な実務者の事前準備

6.1　管理業務

6.1.1　創業時の組織・職務権限・各種規程

(1)　創業時のセントラルキッチン組織

　セントラルキッチン（CK）の運営管理において管理組織を明確にすることは大事なことである。

　創業時には、業務の不慣れや献立の変更対応、生産増加などに伴い、日々の生産業務にさまざまなトラブルの発生が予測され、また衛生管理の徹底が軽視されたり、作業手順やマニュアルの変更が記録されないことが起こりうる。

　これらのトラブルや業務段取りの不都合は、発生したその日に、問題の正確な状況把握と原因の分析を行い、改善方法を明確にし、速やかに実施することが大事である。

　また、セントラルキッチンにおけるクックチルによる事前の計画調理では、病院・介護施設のサテライトキッチン（SK）とセントラルキッチンが離れていることから、情報の集約や対処の仕方にいろいろな齟齬が生ずることが想定される。

　したがって、創業時の混乱や問題発生を最小限に抑えるためにも、セントラルキッチンの運用管理に関わる図6.1に示すような管理組織を確定し、職務権限を明確にして、業務を遂行することが求められる。

　セントラルキッチンの規模により、部署や係をどのように編成するかを検討し、業務内容と責任範囲を明確にすることが必要である。病院・介護給食を中心としたセントラルキッチンは大きくても1万食以下の食品加工場であり、ピッキング及び配送の機能をもっているが、管理組織を複雑にして役職員を無駄に配置することのないように、適正な人材構成で簡素化することがポイントである。

(2)　職務権限

　管理組織で明確にされた業務内容の遂行のために、職位に合わせた責任を課すとともに権限を与えることが重要である。それぞれの管理者及び中間職責者は、責任と権限に合った業務遂行の義務を負う。

　センター長は、セントラルキッチンの経営主体である帰属法人より、セントラルキッチンの運営管理に関わる責任と権限を与えられていなければならず、決裁権限のないセンタ

第6章 創業時までに必要な実務者の事前準備　　103

図 6.1　セントラルキッチン管理組織図（例）

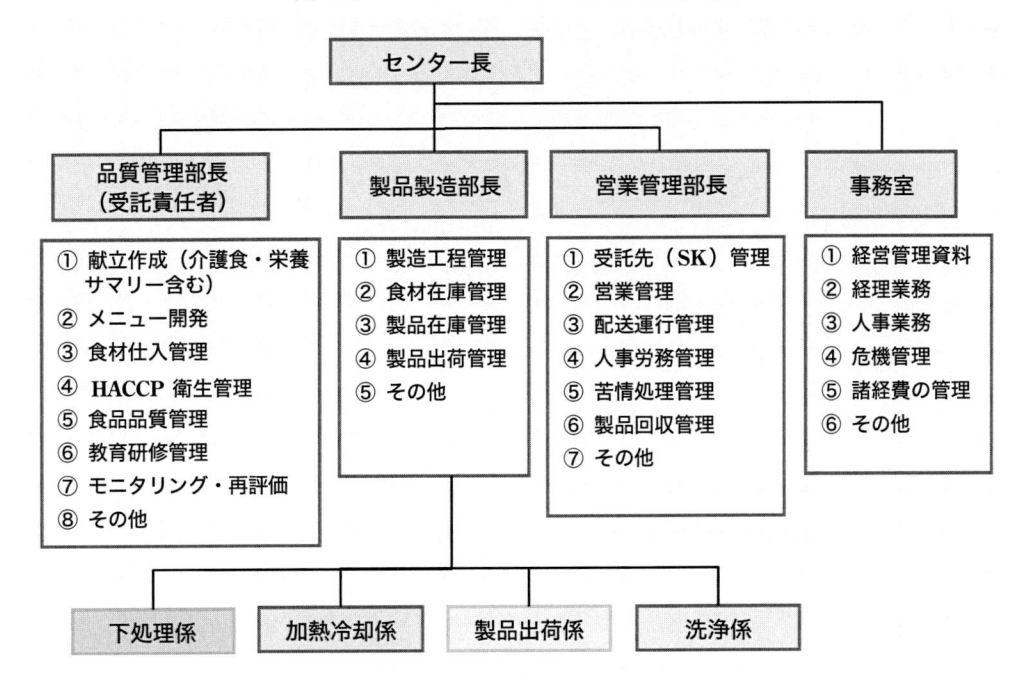

```
                        ┌─────────────┐
                        │  センター長  │
                        └──────┬──────┘
        ┌──────────────┬───────┴────────┬──────────────┐
┌───────────────┐ ┌──────────────┐ ┌──────────────┐ ┌──────────┐
│  品質管理部長  │ │  製品製造部長 │ │  営業管理部長 │ │  事務室   │
│ （受託責任者） │ │              │ │              │ │          │
├───────────────┤ ├──────────────┤ ├──────────────┤ ├──────────┤
│① 献立作成（介 │ │① 製造工程管理│ │① 受託先（SK）│ │① 経営管理│
│  護食・栄養サ │ │② 食材在庫管理│ │   管理        │ │   資料   │
│  マリー含む） │ │③ 製品在庫管理│ │② 営業管理    │ │② 経理業務│
│② メニュー開発│ │④ 製品出荷管理│ │③ 配送運行管理│ │③ 人事業務│
│③ 食材仕入管理│ │⑤ その他      │ │④ 人事労務管理│ │④ 危機管理│
│④ HACCP衛生管理│ │              │ │⑤ 苦情処理管理│ │⑤ 諸経費の│
│⑤ 食品品質管理│ │              │ │⑥ 製品回収管理│ │   管理   │
│⑥ 教育研修管理│ │              │ │⑦ その他      │ │⑥ その他 │
│⑦ モニタリング│ │              │ │              │ │          │
│  ・再評価     │ │              │ │              │ │          │
│⑧ その他      │ │              │ │              │ │          │
└───────────────┘ └──────┬───────┘ └──────────────┘ └──────────┘
                ┌────────┼────────┬─────────┐
          ┌─────────┐┌──────────┐┌──────────┐┌────────┐
          │ 下処理係 ││加熱冷却係││製品出荷係││ 洗浄係 │
          └─────────┘└──────────┘└──────────┘└────────┘
```

一長ではセントラルキッチンの運営管理を成功させることはできない。

　セントラルキッチンの業務管理は、施設の規模や業務区分により異なるが、概ね食材調達・献立管理・衛生管理・教育研修などを担う品質管理部、下処理から加熱冷却及び出荷管理を担う製品製造部、受託先管理・営業管理・配送管理・人事労務・苦情処理などを担う営業管理部などに分けることができる。

　各部の部長は、各部の業務管理責任を担うとともに、センター長に協力してセントラルキッチンの円滑な運営に協力しなければならない。また、各部間の業務調整や相互協力に責任を負うものである。

(3) 各種規定の作成

　セントラルキッチンにおける各種規定の作成に当たっては、給食事業に関わる法令及び各種通知、コーデックス委員会が示している食品衛生一般原則、食品安全マネジメントシステム（ISO 22000-FSMS）などに基づいて整備することが大事である。特に「患者等の食事の提供の業務について」は、医療法施行規則（第9条の10及び第20条第8号関係）の改正により病院外の調理加工施設における患者等給食業務の委託が認められ、次のような各種基準が出されているので、基準に合致する規定の整備が求められる。

・医療法の一部を改正する法律の一部の施行について（平成5年健政発第98号）
・病院、診療所等の業務委託について（平成5年指第14号）

- 医療法施行規則の一部を改正する省令の施行について（平成8年健政発第263号）
- 院外調理における衛生管理ガイドラインについて（平成8年指第24号）
- 「院外調理の衛生管理指針」の実施にあたっての参考例について（平成9年指第49号）
- 患者等給食業務に関する基準（認定基準）
- 大量調理施設衛生管理マニュアル（平成9年衛食第85号）
- 日本人の食事摂取基準の策定について（平成16年健医発第1228001号）

セントラルキッチンで整備が必要な規定としては、次のようなものがある。
- 労務管理……就業規則、給与規定、福利厚生規定、通勤費規定、健康診断規定、他
- 会計経理……経理規則、小口現金規定
- CK運営……CK運営規則、職位権限規定（業務分掌）、業務受託基準（契約基準含）作業仕様基準、食材仕入基準、衛生管理基準、緊急対応基準、教育研修基準、他

また、危機管理として震災や食中毒等の経営に関わる大きな問題の対応と、運営マニュアルに属するクレーム対応について明確にしておく必要がある。

6.1.2　セントラルキッチン・サテライトキッチンの各種システム

CKとSKの関係では、相互の信頼構築、業務分担の明確化と、CK・SKそれぞれが行う業務範囲をお互いに知っておくことも必要となる。また、情報の適正な共有化、円滑な業務連携及び医療法施行規則等に規定されている患者等の食事の提供業務に基づいて各種システムを整備することが大事である。

(1)　セントラルキッチンとサテライトキッチンの業務区分に基づく整備

医療法施行規則では、患者等給食業務のうち「病院が自ら実施すべき業務」を別表で明確にしている。この業務区分に基づいて、病院関係者との調整確認を経てCKの業務基準と各種帳票を整備することが大事である。

その際、給食を受託する病院別に基準が異なってしまわないように、CKより原案を提示し病院の承認を得て統一基準、統一帳票化をはかっていくことが必要である。

【病院・施設が整備する内容】

①約束食事箋、献立作成基準、②荷重平均栄養所要量、③栄養サマリーの作成・確認、④給食日誌、⑤嗜好調査、⑥検食簿、⑦給食利用実績表、⑧栄養指導記録、⑨給食委員会記録、⑩給食業務委託契約書、⑪害虫駆除記録、⑫受水槽清掃記録、⑬備蓄及び記録、⑭その他。

【CKが整備する内容】

①予定献立表・実施献立表、②栄養サマリーの確認、③食品構成表・食糧構成表、④給

表 6.1 病院が自ら実施すべき業務

区分	業務管理	CKの関わり
栄養管理	病院給食運営の統括	
	栄養委員会の開催、運営	受託責任者の参加
	院内関係部門との連絡・調整	
	献立表作成基準の作成（治療食等を含む）	CKから原案提起が必要
	献立表の確認	献立表の作成、確認を得る
	食数の注文・管理	CKへの食数注文方法
	食事箋の管理	
	嗜好調査・喫食調査等の企画・実施	受託責任者の参加
	検食の実施・評価	CKでも検食実施と評価が望ましい
	関係官庁等に提出する給食関係の書類等の確認・提出・保管管理	必要な給食関係書類の具備
調理管理	作業仕様書の確認（治療食の調理に対する指示を含む）	作業仕様書の作成、確認を得る
	作業実施状況の確認	作業実施報告による確認を得る
	管理点検記録の確認	管理点検記録の作成、確認を得る
材料管理	食材の点検（病院外の調理加工施設を用いて調理する場合を除く）	
	給食材料の使用状況の確認（病院外の調理加工施設を用いて調理する場合を除く）	
施設等管理	調理加工施設、主要な設備の設置・改修（病院内の施設、設備に限る）	
	使用食器の確認	
業務管理	業務分担・従事者配置表の確認	業務分担、シフト表等の作成、確認を得る
衛生管理	衛生面の遵守事項の作成	衛生面遵守事項の遵守
	衛生管理簿の点検・確認	
	緊急対応を要する場合の提示	
労働衛生	健康診断実施状況等の確認	

医療法一部改正の別表より

与栄養目標量、⑤栄養出納表、⑥作業仕様書・各作業マニュアル、⑦品質管理チェック、⑧調理管理点検記録、⑨食品出納簿、⑩食数発注書、⑪入荷チェック表、⑫残菜調査、⑬従事者勤務計画表、⑭検収簿、⑮衛生管理点検表、⑯各作業時中心温度記録、⑰各室温度記録、⑱水質検査記録、⑲保存食採取記録、⑳検便実施結果報告書（従業員・業者）、㉑教育・研修記録、㉒その他。

(2) セントラルキッチン・サテライトキッチンの各種システムの整備

CKとSKの円滑な業務運営のために、給食管理システム、HACCP（温度管理）システムなどの購入整備が必要である。

① 給食管理システム

給食管理システムは、クックチルによる献立展開と調理工程管理を行う上で必須条件となるものである。創業時の本番稼働を成功させるためにも、セントラルキッチン建設スケジュールにおいてなるべく早い時期に導入することが求められる。

また、病院側の電子カルテシステム（オーダーリングシステム等）とのデータ互換調整検証作業が必要なことを前提とし、食事箋の発行、献立表の患者等への提供、食種別食数の集約が行えるようにすることが必須条件となる。

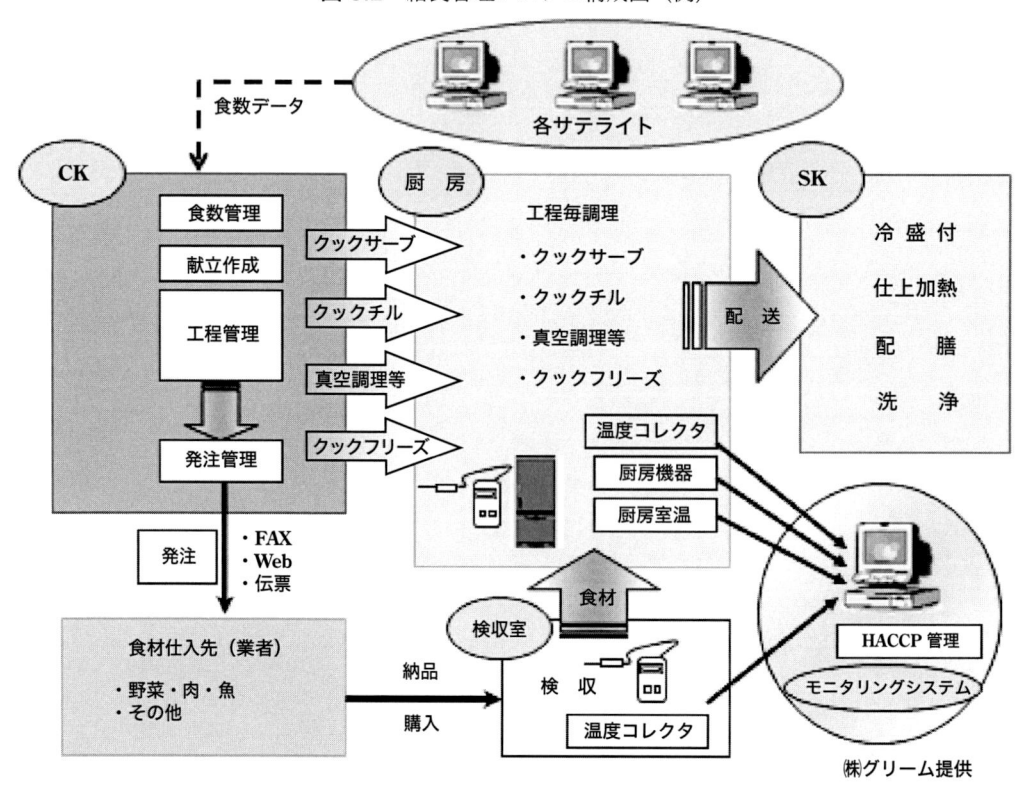

図6.2 給食管理システム構成図（例）

給食管理システムは、食数管理、献立作成、工程管理、発注管理ができる内容とし、CK各部署における食材発注書、下処理指示書、調理指示書、冷却指示書、ピッキング指示書、出荷伝票、SK納品伝票、各種温度記録票、及び各ラベルやタグなどが出力できることが条件となる。

② HACCP（温度管理）システム

HACCP（温度管理）システムは、HACCPの原理に適応したシステムであり、CK各作業室の温湿度状態の管理、チルドバンクや冷蔵庫冷凍庫の低温管理を常時監視記録し、異常発生時には警報及び無線発信で担当者等に緊急対応を通報する。

また、温度管理システムは、食材検収、加熱調理、冷却作業、製品の出し入れ時などにおける温度チェックデータを記録管理する。

作業中の温度計測等を効率的に行うために、バーコード管理、ICチップ管理などを併用するとデータの自動取り込みが可能となり、トレーサビリティ管理においても効果を発揮する。さらに、配送中の車両庫内温度等の電子データを取り込んで管理することも可能である。

③ 介護食の嚥下（えんげ）食物性検査の実施

高齢者の医療介護施設では、介護度も高くなり、嚥下障害者が多くなる傾向がある。過去の個人的な経験ではなく、「かたさ」、「付着性」、「凝集性」等の物性を測定して、厚労省の定める**図6.3**の嚥下食ピラミッドの各レベルに合わせた調理加工が求められている。また物性以外のレベル分け（**表6.2**-①）にも留意する必要がある。

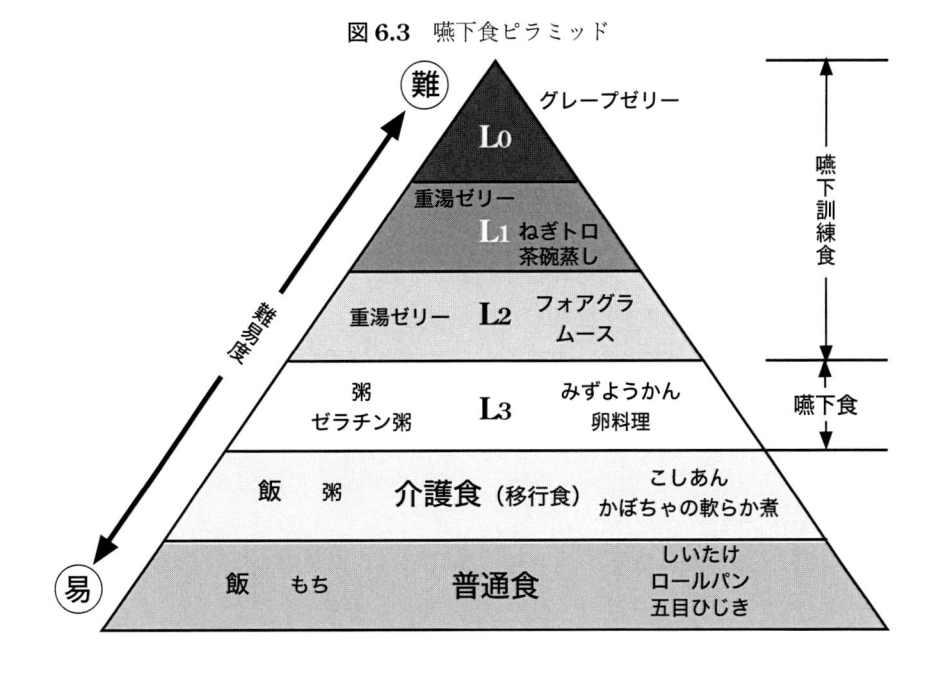

図6.3 嚥下食ピラミッド

表6.2-①　嚥下食ピラミッドの各レベルの物性範囲

	L0	L1	L2	L3	L4
	開始食	嚥下食Ⅰ	嚥下食Ⅱ	嚥下食Ⅲ	移行食
障害の程度	嚥下障害				主に咀嚼障害
	重度	中等度		軽度	
かたさ [10^3N/m²]	2～7	1～10	12以下	15以下	40以下
付着性 [J/m²]	200以下	200以下（凝集性0.4前後の場合500まで可）	300以下（凝集性0.4前後の場合800まで可）	1,000以下	1,000以下
凝集性	0.2～0.5	0.2～0.7	0.2～0.7	0.2～0.9	0～1.0

表6.2-②　物性以外にレベル分けの因子となるもの

	L0	L1	L2	L3	L4
	開始食	嚥下食Ⅰ	嚥下食Ⅱ	嚥下食Ⅲ	移行食
食材数	1種類		2種類以上も可		
形態	均質				不均質
形態例	表面がつるつるのゼリー		ざらつきのあるゼリー、ムース状	ペースト状	普通食をやわらかくしたもの
たんぱく質	2g/100g以下	含まれてもよいが、基本的に魚介類、肉類は含まれない	制限なし（魚介類・肉類を含む）		
特徴	お茶ゼリー・果汁ゼリー	L0に比べて離水が多いものも含む	ペースト食をゼラチンでかためたもの。ヨーグルトはL2から提供できる	不均一なものは、ゲル化剤等を使用してまとまりやすくしたもの。クラッシュゼリーはL3から提供できる	―

(3) 食事の生産に関わる各種作業システム

給食の管理には、栄養管理と給食管理の両面がある。栄養管理は主に病院・介護施設の管理栄養士を中心に食事摂取基準に基づく栄養指導や残食調査などがあり、給食管理は食事の献立管理、食材の購買管理、生産管理、製品の品質管理、配送管理、食事提供（配膳）管理などがあり、CK・SKにおいてこれらの業務を適正に行うための各種システムが必要となる。

① 献立管理システム

献立表は、CK担当者が作成し病院・介護施設（通常管理栄養士）の確認を経て、実施されることとなる。献立表案の事前提出と確認印等の具備が必要である。

省令で献立表作成基準（献立表）の作成が各病院となっているが、厚生労働省が統一し

た標準献立表作成基準（標準献立表）を出すことが望まれる。病院ごとに食事基準が異なっているのは患者にとっていたずらに混乱を招くものであり問題ともいえる。CKにおいては献立表作成基準（献立表）を標準化していく方向性をもって、病院・介護施設と協議することが求められる。

　献立の作成は、食品の種類と量などが献立表作成基準に適合していることが前提となるが、大量調理による計画的な生産のために各調理工程における工程の内容と作業工程数の検討が重要となる。献立を調理の作業性（工程数）を考えずに作ると、作業負荷の多い献立によっては業務に混乱をもたらすこともある。献立作成は調理師も関わって、使用機器の内容、各作業工程別の工程数を明らかにして、総合的に作ることが大事である。

　また、CKにおける調理はクックチルが中心となるが、野菜サラダや刺身などクックサーブによる調理も組み合せて行うことが必要である。

　さらに、フリーズ食品、レトルト食品などの活用によって、モーニングメニュー、ホリデイメニューを立てることにより、早出業務、休日業務を緩和することが可能となる。

　②　食材の購買管理システム

　食材の購買管理は、献立に基づき食品マスターを登録し、仕入業者（1品目2業者以上）と購入単位・包装荷形態を決定し、発注日、納品日、納品方法、在庫管理基準などを確定して、購買管理システムに入力することが必要である。

　クックサーブにおける食材調達は、調理日の前日または当日の納品であるが、クックチルは食材の使い方により納品日が異なる。喫食日の6日前に翌日下処理分の食材を入荷する。フリーズ食品はチルド解凍の処理をする。3日前のピッキングに合わせてクックサーブの食材を入荷する。喫食前日にSKの盛付準備に合わせてSK直接納品分の食材（パンや乳製品他）が納品される。

　また、見積価格と購入価格、購入量などを入力することにより、購入価格のチェック、品目別使用量のチェックができる。使用量の多い主要品目については、定期的な見積り合わせを行うなど、価格の低廉化に努めることが望まれる。

　③　食事の生産管理システム

　食事の調理作業は、食事の献立内容によって、事前調理の料理はCKにおいてクックチルシステムで行い、当日調理の必要な料理はSKにおいてクックサーブシステムで行われる。献立のメニュー別に調理作業工程の内容を確定し、調理作業の工程別に、クックチルシステム、クックサーブシステムなどの生産管理計画を作成することが必要である。

　メニュー別のホテルパン1枚当たりの生産食数（20～30食）の確定、使用する加熱機器及び冷却機器の使用時間などにより、必要となるホテルパン枚数、カート台数、スチコン台数、冷却機器台数が確定してくる。

　④　食事の品質管理システム

品質管理は、患者等の喫食者が満足する安全安心で美味しい食事を担保するものでなければならない。喫食者が満足する美味しい食事を実現するには、献立を作る際に試作を重ね味や硬さ、盛付け方、再加熱時間などの検証を行うことが必要である。また、調理段階における味のダブルチェック方法を確立することも重要である。さらに、喫食日前日にSKの再加熱方法と同じ方法で加熱した食事を事前検食し、味や硬さに問題がある場合は、その改善方法を明確にしてSKに連絡し、喫食までに対応をはかることが大事である。

食事の安全安心を実現する品質管理の基本は、HACCPシステムの構築である。衛生管理の基本は、従来のクックサーブと変わるものではないが、全ての作業工程において温度と時間を管理するT・T管理手法を徹底することが重要である。

SKでの食材仕入れから下処理作業・加熱調理・冷却保存・出荷配送、SKでの冷却保存・事前盛付け・仕上加熱・配食配膳・喫食までの全ての工程段階でマニュアル基準どおりの作業が行われているかを評価し、これらのプロセスで問題がないかをチェックし、問題があればその問題点を取り除き改善していくことが重要である。

⑤　食事提供（配膳）管理システム

食事の提供は、SKの作業となる。いかに衛生的に効率的に作業工程を確立するかが重要である。病院の食数規模にもよるが、料理の温度管理の視点からも、冷菜や小鉢などの料理は冷状態で先盛りしてチルド庫に保管し、主菜や副菜はトレイメイク時にベルコンラインで直接盛り付けながら載せることが望まれる。

再加熱の方法は、加熱カートによる喫食直前の自動再加熱方式が良い。中小規模施設等の場合は、蓋付き加熱食器などに先盛りしてスチコンや電子レンジで加熱する方法もあるので、SKの規模や厨房環境、献立内容などにより十分な検討が必要となる。またユニット型施設では、電子レンジや湯煎などによる加熱後の盛付け提供もある。

6.1.3　契約書・見積書のひな型の作成

病院・介護施設と患者等給食業務の委託について協議する際は、給食に関するコンセプト、委託の目的、委託する形態と範囲、業務内容などを明確にすることが重要である。

業務委託の形態は大きく分けると、SKの業務運営を含む給食経営及び業務全体を受託する方式と、SK業務は病院側が行いCKからは調理済み食事を提供する方式の2つがある。業務の範囲と内容については、省令別表にある病院が自ら行う業務区分及び下記記載の契約事項に基づいて内容の詳細を確定することが重要である。

また委託料金の契約内容は、①管理費込み食単価契約（朝食・昼食・夕食・特別食加算・おやつ等の単価を管理費込みで決めて契約）、②管理費分離食単価契約（食事別の単価と人件費や経費などの管理費を別々に設定して契約）などの方式がある。

契約書に記載すべき事項について、省令では各病院における個々の事情に応じて最も適

切な内容とすることとされており、一律の契約事項等の定めはない。しかし、患者等給食業務に関する基準では、次の事項を盛り込まなければならないとされている。

① 病院名及び管理者名
② 事業者名及びその代表者名
③ 委託業務の区分
④ サービス内容（食種・内容・時間）
⑤ 業務の委託料
⑥ 契約の期間
⑦ 契約内容の変更及び契約の解除
⑧ 衛生管理、記録確認、業務報告
⑨ 施設等の使用
⑩ 貸与設備・機器の内容と管理
⑪ 経費の負担区分
⑫ トラブル、事故対応、損害賠償
⑬ 業務の代行
⑭ 従事者の構成
⑮ 守秘義務
⑯ その他必要と思われる事項

（資料：患者等給食業務の受託契約書ひな型と別表、114～116頁）

6.1.4　セントラルキッチン・サテライトキッチンの図面チェック・運営マニュアル作成

(1)　建物設備の検証チェック

CK建物設備の工事進行に合わせた施主立入検査の際に、建物間取りや設備の図面及び仕様書が使用基準に合っているかをチェックし、不都合があればその都度指摘して改善させることが重要である。

工事現場では工程に追われて多くの業者が立ち入るため、さまざまなトラブル発生の要因が内在している。竣工後に天井裏の温水管が外れ天井の電気器具が漏電した例や、温水と冷水管が逆に接続されて火傷の危険があった例、排水管にゴミが詰まって床に汚水が溢れる例、その他いろいろな事例の報告があるので、本番稼動前に十分チェックすることが望まれる。

建物引渡し時の取扱い説明が行われたら、速やかに建物設備の稼働テストを行うことが重要である。換気空調設備は、清潔区域が陽圧であること、各室の温湿度の設定、夏季冬季の設定切替内容、省エネ設定がある場合は稼働しない時間などをチェックする。給水設備は、全ての蛇口、給水機器で給水を行い、貯水槽や給水管内の沈殿水やゴミを流すこと。排水設備は、全ての排水口に水を流し込み、水はけの良否、詰まりなどのチェックを行う。電気設備は、全ての電気機器、照明等のスイッチを入れ負荷テストを行うとともにスイッチ内容の検証を行う。給湯機は、温度上昇の所要時間を確認するとともに、温水、冷水の蛇口確認を行う。

(2)　厨房設備・機器の検証チェック

厨房内の設備・機器については、設備及び機器別に各メーカーの担当者による十分な取

扱い説明を実施させ、検証テストを行うことが重要である。チルド庫をはじめとする冷蔵庫冷凍庫設備は、温度設定及び霜取り設定時間を確認し、24時間以上の稼働検証を行い、温度管理システムでの温度検証とタイムロガーなどでの二重検証を行うことが望まれる。加熱機器や冷却機器は、実際に食材や水を使って所定温度に達するまでの所要時間などを検証し、温度記録を記載し保管する。洗浄機や消毒保管庫は、食器や調理器具、ホテルパンなどを実際に流し、所要時間や洗浄具合を確認する。

本番の業務が稼働してから1～2か月目頃に、各機器の不具合チェックを再度行い、業者に修繕補修をさせることも大事である。

(3) セントラルキッチン・サテライトキッチンの各種マニュアルの整備

CK・SKにおけるマニュアルとしては、標準作業手順に関わる項目、衛生管理に関わる項目、その他の項目（緊急時対応含む）について整備する必要がある。

① CK作業手順に関わるマニュアル項目

献立作成手順、献立変更手順、食数集約手順、業者選定手順、見積引合手順、食材発注手順、食材検収保管手順、在庫管理手順、入室衛生手順、前処理手順、下処理手順、加熱手順（スチコン）、加熱手順（釜）、加熱手順（IH）、冷却手順（ブラストチラー）、冷却手順（チラー）、きざみ手順、ミキサー手順、ピッキング手順、出荷手順、返却回収手順、洗浄手順（カート）、洗浄手順（パン）、消毒保管手順、食事配送手順

② SK作業手順に関わるマニュアル項目

食数発注手順、献立資料提供手順、チルド食材検収手順、直接納品食材検収手順（パン・乳製品等）、チルド庫管理手順、盛付け・トレイメイク・再加熱・カート収納までのオペレーション手順、配茶手順、配膳手順、下膳手順、洗浄手順、消毒保管手順、清掃手順、入退室手順、設備機器管理手順

③ 衛生管理に関わるマニュアル項目

施設設備の衛生管理、手洗い管理、清掃等の衛生管理、設備器具の保守点検、設備機器の洗浄消毒、原材料の仕入保管、製造等の衛生管理、検便/健康診断、加熱製品の衛生管理、未加熱品の衛生管理、衛生教育、入室時の衛生管理、作業中の衛生管理、使用水の衛生管理、排水/廃棄物等の衛生管理、従事者の健康管理、製品の回収手順、クレーム/事故処理手順

④ その他の項目

CK/SK業務連絡マニュアル、シフト表作成手順、災害時緊急対応手順

6.1.5 セントラルキッチン従業員の確保

CKの従業員確保は、何よりも重要な課題である。特に、病院栄養管理業務の経験を有

する管理栄養士と、スチコンとブラストチラー調理によるクックチル調理の経験を有する調理師の配置がなければCK業務の確立は困難であると言わざるを得ない。

　CKの管理運営を担うセンター長と調理長については、1年以上前から専任配置を行い、CK建設の企画段階から事業準備に関わることがCK成功の必須条件である。

　CK従業員のレベルは、メニューの開発、レシピの工夫、味と食感の品質管理、衛生管理の徹底の上で重要になる。

　また、業務作業中の労働災害の防止対策も必要である。

　従業員の配置数は、都市型CKと郊外型CKの違い、厨房等の設備・機械器具の状況、特別食や嚥下困難食、ソフト食、きざみ食、アレルギー食など配慮が必要な食種の構成割合など食事内容と生産食数、仕入れ食材の処理形態（丸野菜とカット野菜・皮骨なし切り身魚等）、献立による調理工程数によっても大きく異なってくる。それぞれの施設の特徴や生産食数に合わせて、適正な技術レベルの従業員を必要な人数配置することが必要である。

　食種が多いと、1人当たりの生産性は低下するので、CKの経済面からも、食事箋、献立の統一化、栄養サマリー等の簡素化は重要なポイントである。

　CKの業務状況に合わせた作業別タイムスケジュールを作成し、休暇保証も組み込んだシフト表を作ることが大切である。

　また、病院・介護施設からSKの業務運営も委託される場合は、SKの受託責任者（衛生管理責任者）の早期配置と、業務開始前の必要な従業員の確保配置が必要である。

　平成23年度病院運営実態分析調査によると、従来の病院栄養科における1人当たりの食数は、全体平均で30食となっており、700床以上の平均では41食、逆に200床以下では20食となっているが、大量調理施設であるCKは、1人当たり200〜300食以上の生産が望まれる。

（川口　靖夫）

給食業務に関わる委託契約書（例）

　(委託者)　　　　　　　　　　病院（以下「甲」という）と、(受託者)　　　　　セントラルキッチン（以下「乙」という）との間で甲における食事業務に関し、次の通り契約を締結する。

（総則）
第1条　甲は、甲の入院時食事提供の食事業務のうち、この契約に定めるところによりその一部（以下「業務委託」という）を乙に委託するものとする。

（業務協力）
第2条　この委託業務は、甲の責任において行なうものであり、乙は甲の指導監督のもとに病院の食事に対して主旨を十分認識し、これを適正に行なうものとする。

（業務委託内容）
第3条　甲及び乙は、食事業務につき別表1の通り業務区分を分担して行なうものとする。なお、食事時間は原則として、別表2のとおりとする。

（遵守事項）
第4条　乙は、委託業務の実施にあたり、甲の管理者の指導のもとに関係法令に基づき次の事項を遵守しなければならない。
　(1)　委託業務に関し、甲が行なう指示に誠意を持って従うこと。
　(2)　献立による調理及び盛付け等について研究努力し、喫食状況の把握のもと、喫食者の食欲、嗜好、栄養価を満足させるように努めること。
　(3)　厨房、関係施設、備品等の清潔・整頓に努めること。
　(4)　施設または使用物品等を滅失または破損したときは、直ちに甲に届け出ること。
　(5)　災害防止責任者を定め、甲の指示に従い、甲が行なう災害防止に協力すること。
　(6)　乙は、業務上知りえた甲及び甲の入所者の秘密を漏らしてはならない。

（衛生管理）
第5条　乙は、衛生管理者を定め、甲の指示に従い、食中毒の防止及び施設内感染の予防に努めること。
　健康診断については、定期的に年1回行い、検便については、毎月1回、但し夏期は毎月2回行なうものとする。

（責任者の選任）
第6条　乙の責任者は、専門的立場から相当の経験を有し、かつ管理能力が優れた有資格者（受託責任者）または免許所有者であって、甲及び乙が指示した事項に誠意を持って責任を果たしうる者でなければならない。乙は、責任者を変更しようとする場合には、甲の承認を受けなければならない。

（配属従業員）
第7条　乙は、委託業務の実施にあたり、本契約を忠実に履行するに必要な人員を協議し、配属（含む非常勤）しなければならない。

2　甲は、乙の従業員のうち著しく不適当と認められる者について交代を要求することができる。

第8条　乙は、配属従業員の選任にあたり、健康者を選び、常に健康診断その他により健康状態を把握し、随時甲に報告しなければならない。

2　乙は、配属従業員の健康・衛生確保に関し、自ら努めるとともに甲の指示に従わねばならない。

（従業員教育）

第9条　乙は、配属従業員に対し、甲の施設の食事に対する趣旨を十分認識させるために、定期的に衛生面及び技術の再教育または訓練を実施しなければならない。

（契約の分担）

第10条　この食事に関わる経費の分担は、別表3のとおりとする。

2　甲より乙に貸与する物件は別表4のとおりとする。

3　業務委託の食材料費計算方法は別表5のとおりとする。

4　食材料費については、予約数・追加食数及び検食数に基づくものとする。

（食事代の支払）

第11条　甲は、食事代を毎月末日締切とし、予約数・追加食数及び検食数に基づき、乙が甲に外税にて請求するものとする。計算式は、別表5のとおりとする。

甲は、請求書締切後、2ヶ月以内に乙の指定する銀行口座に振り込み支払うものとする。

（明示・確認等）

第12条　甲は、甲の食事業務（この契約に定める委託業務を含む）運営に必要な次の事項をそれぞれ実施する。

(1)　予定献立を事前に甲の責任者に示し承認を受け、調理及び盛付け後に甲の確認を受けるものとする。

(2)　毎回、検食を行う。

(3)　甲は、乙が実施した配属従業員の健康診断及び検便の実施状況とその結果を確認する。

(4)　甲は、乙の実施する委託業務について契約の履行状況を確認し、必要があれば資料の提出を求める。

(5)　甲は、乙が法に定めるところにより確保した保存食について確認する。

（検査等）

第13条　甲は、必要の都度、乙の関係書類・材料・作業状況・保健衛生状態・その他の管理状態を検査することができる。

乙は、前項の検査を拒んではならない。

（報告の義務）

第14条　乙は、委託業務の遂行に伴い、日々の報告を行い甲の承認を受けなければならない。

（委託の開始）

第15条　甲は、乙に対し給食業務の委託を、平成　　年　月　　日より開始する。

（権利の譲渡等の禁止）

第16条　乙は、この契約によって生ずる権利等を第三者に譲渡し、もしくは請け負わせてはならない。

（再委託の禁止）

第17条　乙は、委託業務の処理を他人に委託しまたは請け負わせてはならない。

（損害賠償）

第18条　この食事業務を行なうに必要な施設設備などは、甲の管理のもとに貸与するものとし、乙はこの維持管理に細心の注意を払わなければならない。ただし、乙が故意、または乙の責に帰するべき事由により滅失、棄損したときは、その損害を弁償しなければならない。又、万一給食に起因する事故（食中毒等）が乙の責任に帰するべき事由により発生した場合、甲及び甲の喫食者に対し、その損害保証の責に任ずること。その細部については、甲乙協議をするものとする。

（業務の代行）

第19条　乙は、火災、労働争議、業務停止等の事情によりその業務の全部または一部の遂行が困難となった場合の保証のため、あらかじめ業務の代行者として　(代行者)　セントラルキッチン（以下「丙」という。）を指定しておくものとし、乙は、丙との間に別途業務代行契約を締結する。そして、その写しを甲に提出するものとする。

　2　乙の申し出により甲が委託業務の代行の必要性を認めた場合は、丙は乙に代わってこの契約書の規程に従い業務を代行しなければならない。ただし、この場合であっても、乙の義務は免責されない。

（その他）

第20条　この契約に疑義を生じた場合、またはこの契約に定めのない事項については、甲乙協議の上、定めるものとする。

第21条　この契約を証するために本書を2通作成し、甲・乙が記名捺印し、各自1通を保有するものとする。

　　　平成　　　年　　　月　　　日

　　　　　　　甲：　所在地
　　　　　　　　　　事業所名
　　　　　　　　　　代表者名　　　　　　　　　　　　　　　　　　　　　㊞

　　　　　　　乙：　所在地
　　　　　　　　　　事業所名
　　　　　　　　　　代表者名　　　　　　　　　　　　　　　　　　　　　㊞

6.2 専門職業務

セントラルキッチン（CK）を創業するにあたり、栄養士・調理師がその運営の準備を行うには、次のような項目に沿って進めていくことが必要である。
① 食事提供のコンセプトを確認する。
② 食種の構成とその食数の把握（食形態の二次加工も含む）。
③ 生産計画をたてる。
④ 調理マスター・レシピの作成。
⑤ 献立とそのサイクル。行事食のメニュー、レシピの作成。
⑥ 調理システム及び作業の流れの確認と熟練。
⑦ 配食システム・配食施設数と施設までの距離と時間。
⑧ 食事提供システム（再加熱方法）。

経営トップの主導で立派な建物が出来上がっても、そこで働く栄養士・調理師が CK 施設運営をどのようにしていくのか、食事提供のコンセプトをしっかり確認し合って運営に携わっていかなければ、CK 建設の成功は見ることができない。

6.2.1 約束食事箋・栄養サマリーの標準化と食数

CK を始めるに当たって、治療食提供と献立作成の基本となる約束食事箋と栄養サマリー（134頁参照）を統一させておく必要がある。
① 複数の病院の約束食事箋を統一するには、成分栄養管理で行う必要がある。
② 医師と十分協議し、病院側栄養士の理解を得ながら、CK 側がリードして進めると良い。
③ 治療食に熟知した病院勤務経験のある管理栄養士が、CK 側に存在することが条件となる。
④ 食種は、できるだけ簡素化する。
⑤ 食種別の使用食材等を確認し、基準化して一覧表を作成する。
⑥ 食形態（二次加工）は基準を明文化するとともに、誰が見ても理解できるように分かりやすく写真等で示すのが良い。
⑦ それぞれの食種の予想食数を把握することが必要である。病院の診療科などによって治療食の種類や割合が変わる。食事形態の割合を把握することで、必要な作業スペース・調理器具の準備にも役立つ。

6.2.2 メニュー・レシピ（行事食・イベント食等）作成

① 献立作成に先立ち、料理を食材料・調理方法別に整理し料理マスターを作成する

(**表 6.2**)。例えば、主菜となる料理では、魚－焼く（さんまの塩焼き・ぶりの照り焼き…）、魚－揚げる（鮭フライ・鯖の竜田揚げ…）、魚－煮る（鯖のみそ煮・かれいの煮付け…）、肉－焼く（豚肉生姜焼き…）、副菜となる料理は、緑黄色野菜－お浸し・和え物・炒め物・サラダ、淡色野菜－お浸し・和え物・炒め物・煮物、芋－煮物・炒め物・サラダなどと献立を立てやすいように分類して整理しておく。また、でんぷんや小麦製品（春雨・ビーフン・マカロニなど）、豆類（福豆・うずら豆・ひよこ豆など）、

表 6.2 料理マスター（例）

主菜					
	焼く	炒める	揚げる	煮る	蒸す
魚介類	・さんまの塩焼き ・たらのムニエル ・さわらの西京焼き	・海老とホタテの炒め物	・鮭フライ ・海老フライ ・天ぷら	・鯖のみそ煮 ・かれいの煮付け ・ぶり大根	・蒸し魚の野菜あんかけ
肉類	・豚肉の生姜焼き ・ハンバーグ ・ギョウザ	・回鍋肉 ・チンジャオロース ・八宝菜	・鶏の唐揚げ ・とんかつ ・メンチカツ	・豚の角煮 ・ビーフシチュー ・カレー	・蒸し鶏の胡麻だれかけ
大豆製品	・豆腐ステーキ	・麻婆豆腐 ・炒り豆腐	・揚げ出し豆腐	・温み豆腐 ・肉豆腐	・空也蒸し
卵	・出し巻き卵	・炒り卵	・スコッチエッグ	・油麩の卵とじ	・茶碗蒸し
副菜					
	サラダ	炒め	浸し	和え物	酢の物	煮物
野菜	・トマトサラダ ・温野菜サラダ ・グリーンサラダ	・チンゲンサイとコーンのソテー ・金平ごぼう	・ほうれん草 ・春菊としめじ	・いんげんの辛子和え ・キャベツのおかか和え	・わかめときゅうりの三杯酢 ・大根なます	・筑前煮 ・炊き合わせ ・ふろふき大根
芋	・ポテトサラダ ・さつま芋のサラダ	・じゃが芋のカレーソテー	・すりとろろ	・山芋梅肉和え ・里芋の胡麻和え	・山芋の酢物	・山芋の土佐煮 ・さつま芋の甘煮 ・ポテト含め煮
表1	・マカロニサラダ ・南瓜サラダ ・シルバーサラダ	・ビーフンソテー		・ビーフンの中華風和え物	・春雨の酢の物	・ビーフンの旨煮
3品目	焼きのり・塩辛・たらこ・すじこ・昆布巻き・うずら豆…			ゼリー類	梅酒ゼリー・抹茶ムース・杏仁ゼリー・水羊羹・プリン…	
漬物	たくあん・なす漬け・キムチ漬け・浅漬け・みそ漬け・桜づけ・しば漬け・晩菊・おみ漬け・つぼ漬け…			季節の1品	ふかし芋・ところてん・枝豆・とうもろこし…	
みそ類	しそ巻・鉄火みそ・たいみそ・ゆずみそ					

その他の1品なども整理しておくと良い。さらに付け加えれば、魚・肉は種類別に整理し、また、みそ味・カレー風味など味つけでも分類すると、なお献立作成が楽になってくる。

　この分類は、給食管理ソフトのマスターに反映させると献立作成が効率的である。
② また、季節・人気度・栄養価・価格も段階を作ってマスターに反映させておくと、栄養管理・食材単価管理・サービス向上にも役立つ。
③ 料理ごとに、材料、使用機器、調理方法、加熱モード、温度と時間を入れたレシピを作成する。
④ 献立の基本となるパターンを作成する。それは、食材料と料理方法のみで献立を立てた表である。1サイクル分作成する。その基本パターンに前述の料理を当てはめていくとバランスよく立てやすい。献立を変更する際も、パターンに合わせて料理を変えると前後のダブリを防ぐことができる（**表6.3**）。
⑤ 献立サイクルは、急性期病院の場合は2〜4週間程度でも十分だが、長期療養型や介護施設等の場合は、最低でも4〜6週間必要である。
⑥ 高齢者施設の場合は、通所施設への配食もあり、曜日で利用している場合が多いので、7日で割り切れるサイクルだと、利用者が同じ献立を食べることになるため、7日で割り切れない36日・43日などのサイクルにすると良い。（曜日で料理が決まっているほうが生産計画は立てやすいが…）
⑦ 行事食の良さは、食事を通して日本の伝統行事や文化に触れることであり、家族と離れ味気ない入院生活の中で潤いや楽しみを得ることができる。

　誕生日やお花見・夏祭りなどのイベント食は、入居者同士が食卓を囲み、会話が弾む中で楽しい時間を過ごすことができ、そのことが食欲や生きる意欲を引き出すことに繋がる。

　行事やイベントの食事を計画的に設定し、献立に組み入れていくことが大切である。

　行事食の献立内容は、行事を表現し驚きや感動を与えるような内容・彩り・味を考える。
⑧ 栄養士・調理師が専門性を発揮しながら創意工夫し、力を合わせて作成するとより高いレベルの料理・献立ができる。
⑨ テーブルコーディネートも、行事やイベントのテーマに沿って工夫、演出することで、食事をより楽しくすることができる。

6.2.3　食材の品質規格・価格（業者選定）、在庫管理

食材の選定によって建屋やゾーニングも異なってくる。以下のような事項を検討することが必要である。

表 6.3 献立基本パターン（春 36 日 - 1～10 日）

	1日	2日	3日	4日	5日	6日	7日	8日	9日	10日
朝	ご飯	ご飯	ご飯	ご飯	ご飯	ご飯	ご飯	ご飯	ご飯	ご飯
	みそ汁	みそ汁	みそ汁	みそ汁	みそ汁	みそ汁	みそ汁	みそ汁	みそ汁	みそ汁
	肉・煮	卵・焼き	野菜おおざら	魚・焼き	野菜おおざら	肉加工・炒め	大豆・煮	野菜おおざら	肉・炒め	卵・焼き
	和え物	野菜炒め	納豆	浸し	温泉卵	浸し	野菜炒め	納豆	浸し	野菜炒め
	漬物	フルーツ	漬物	3品目	焼きのり	みそ・佃煮類	3品目	漬物	3品目	漬物
昼	ご飯	ご飯	ご飯	ご飯	ご飯	パン	ご飯	ご飯	ご飯	変わりご飯
	牛乳	牛乳	牛乳	牛乳	牛乳	牛乳	牛乳	牛乳	牛乳	牛乳
	大豆・炒め	肉・焼き	魚・焼き	肉・揚げ	魚・焼き	卵・焼き	魚・煮	肉・揚げ	魚・焼き	肉・煮
	野菜・煮	和え物	芋和え	表1サラダ	芋いため	サラダ	野菜揚げ	表1サラダ	野菜炒め	サラダ
	浸し	サラダ	浸し	酢の物	浸し	フルーツ	浸し	和え物	芋・煮	フルーツ
夕	ご飯	ご飯	ご飯	変わりご飯	ご飯	ご飯	ご飯	ご飯	ご飯	ご飯
	魚・揚げ	魚・煮	肉・炒め	大豆・焼き	肉・焼き・煮	魚・揚げ	肉・焼き	魚・焼き	大豆・炒め	魚・揚げ
	芋・煮	表1和え物	野菜煮	和え物	野菜・煮	表1煮物	和え物	野菜炒め	和え物	浸し
	酢の物	浸し	ゼリー	フルーツ	漬物	酢の物	芋・炒め	フルーツ	漬物	野菜煮
	汁	汁	汁	すまし汁	汁	汁	汁	具たくさん汁	汁	汁

① どのような食材を使用するのか、例えば野菜の場合、土付きなのか冷凍・カット野菜を使うのかで、下処理室の区分や野菜保管庫・冷凍庫の大きさが決まってくる。
② 魚はCKで切り身におろすのか、肉はブロックで購入するのか等々により、作業室の作りが変わってくる。また、厨房設計・機器の購入・人員体制にも影響が出る。
③ 食材業者の選定では、複数業者からの見積りを取り寄せ、価格、納品条件（納品日時・配送車の温度管理を含む衛生管理）が満たされていることが大事である。
④ 食材の品質や規格については、食材業者からのトレーサビリティをとることが必要である。
⑤ サンプルを取り寄せて試食を行い、味や食感・色等についても確認すべきである。
⑥ 食材の在庫管理は先入れ先出しが基本であり、平均的な使用頻度や量がつかめたら定数管理することもできる。前倒し調理のため在庫量の把握が難しいので、使用日・使用量がカード化されると良い。
⑦ 調理され製品となった料理の在庫についても管理が必要である。クックチルでは消費期限が短いため在庫品として扱えないが、冷凍品として調理した料理については在庫品として管理し、衛生及び品質の管理も含めて行う。

6.2.4 調理システムと試作・試食

調理システムを確立するには、料理ごとに使用する食材の搬入から下処理・加熱調理・冷却・出庫の流れを確認し、それぞれの作業に使用する機器や器具類を工程ごとに選定を行うことが必要である。食材の搬入から保管下処理の流れは衛生管理や作業ゾーンの関係から食材料ごとに整理しておく（**表6.4**）。

また、加熱室からは料理別に整理しておくと現実的でマニュアル化もしやすい（**表6.5**）。

① 料理ごとにCKでの調理方法、SKでの食事提供方法、使用機器・再加熱方法等を一覧表にまとめ、SKへも配布しておく（**表6.6**）。
② CKにおいてはクックチルが基本である。クックチル調理、スチームコンベクションオーブンでの調理を熟練することが必要である。
③ 配送方法と配送サイクル・スケジュールを決めることで、必要な機器類・備品・消耗品を選定できる。
④ 調理サイクルにより何日分の料理をつくるか、CKまたはSKでの保管日数サイクルにより、SK・CKの保管スペースや備品類の数量も決まってくる。
⑤ 新しい料理マスターや評価の低いものについては、試作を繰り返すことも必要である。試作の際は、複数の試食者で評価を行う。評価表を作り味・色彩・作業工程・価格も含め、客観的・科学的に数値評価としてレシピを作り上げる（**表6.7**）。

表 6.4　セントラルキッチ

作業手順	作業項目/食品種類	肉・加工品	魚・加工品	野菜泥付き	野菜泥なし
検品・開梱室	1. 納品伝票確認				
品質チェック	1. 表面温度測定				
	2. 計量				
	3. 保存食の管理				
	4. 鮮度・賞味期限確認				
開梱・移し替え	1. 専用容器へ移し替え	パスボックス（グレイ）	パスボックス（ブラウン）	フードボックス1/2深い	フードボックス
		台車	台車	台車	マックスQカート
保管場所	1. 各保管場所へ移動	肉用冷蔵庫・冷凍庫	魚用冷蔵庫・冷凍庫	野菜洗浄室	野菜冷蔵庫
下処理室		漬け込み	漬け込み		グリーンキーパー
付け込み調味スペース	1. 調味液漬け込み	フライ衣つけ・ハンバーグ成型・コロッケ成型	ホイル焼き・南部焼き等		
野菜洗浄室	1. 一次洗浄			一次洗浄	
				フードボックスホワイト	
野菜加工室	1. 二次洗浄			二次洗浄	切り込み
	2. 指定どおりに切りこみ			切り込み	洗浄
					生食用はサラダ室で二次洗浄・殺菌・切る
食品庫	1. 調合室へ小分け移動				
調合室	1. 料理ごと小分け専用容器に計量する				
	2. 缶を開け、計量する。				
パスボックス	カートイン	ホテルパンに並べ収納	ホテルパンに並べ収納	ホテルパンに並べ収納	ホテルパンに並べ収納
					ゆで物は穴あきホテルパン
					サラダ室に行くものはフードパン
		肉・魚下処理室パスボックス	肉・魚下処理室パスボックス	野菜加工室・加熱室パスボックス	野菜加工室・加熱室パスボックス
加熱調理室					野菜加工室・サラダ室パスボックス

第6章 創業時までに必要な実務者の事前準備

ン業務の流れ（材料別）

冷凍野菜	大豆製品・その他	冷凍卵液	米	調味料・乾物	油類
フードボックス	フードボックス	フードボックス	SSコンテナ	SSコンテナ	PP番中
	マックスQカート				
野菜冷凍庫	野菜冷蔵庫	食品庫内冷凍庫	食品庫	食品庫	食品庫
野菜加工室で開封・計量	切り込み				
	料理ごと計量する				
		調合室冷蔵庫で解凍	料理ごと計量する	料理ごと計量する	料理ごと計量する
		SSコンテナ	SSコンテナ	SSコンテナ	ペットボトル
ホテルパンに並べ収納	ホテルパンに並べ収納			タッパー	
	<u>サラダ室に行くものはフードパン</u>				
野菜加工室・加熱室パスボックス	野菜加工室・加熱室パスボックス	調合室・加熱室パスボックス	直接加熱室	調合室・加熱室パスボックス	調合室・加熱室パスボックス
	野菜加工室・サラダ室パスボックス				

表 6.5 セントラルキッチン業務の流れ（料理別）

作業手順	作業項目/調理種類	煮物	焼き物	揚げ物	炒め物	蒸し物	お浸し・和え物	みそ汁の具	サラダ・漬物・果物	ゼリー・寒天
加熱調理室	1. スチコンで加熱調理	○	○	揚げ煮		○	○			
	2. 回転釜で加熱調理				○				○マカロニ等	○
	3. ハンクックマンケトル使用			○						
	4. フライヤーでの調理			○						
	加熱調理後の保管容器 ホテルパン・真空パック									
冷却室	1. ブラストチラー（メインにする）	○	○		○		○	○	○	○
	2. 水冷却機（真空調理をメインに）	○								
冷却後料理の保管場所・容器	1. 製品保管室 1	○	○		○	○	○	○	○	○
	2. 冷却室・サラダ室バスボックス 冷却後料理の保管容器（ホテルパン）									
サラダ室	1. ゆで野菜の脱水など	ー	ー	ー	ー	ー	○ホテルパン	○	○ホテルパン	
	2. 生食用野菜・果物の殺菌・調理	ー	ー	ー	ー	ー		ー	○	
処理製品冷蔵庫	1. ゆで野菜・生野菜・果物一時保管	ー	ー	ー	ー	ー	○	ー	○	
盛付室 1. 品質チェック	品質チェック 保存食を保管 施設別に納品書兼受領書に従い盛り付ける									
2. バルク製品盛り込み	バルクはホテルパンに収納 ホテルパンは施設別搬送用カートに収納	○	○		○	○	○	○	○	○
検品チェック	検品チェック	○	○		○	○	○	○	○	○
出荷										

第6章 創業時までに必要な実務者の事前準備

表6.6 料理分析 (CK〜SK まで)

調理分類		調理作業区分：調理・配食方法	CK 調理法	CK 荷姿	配送 配送経路	SK 調理法	SK 使用機器
主食	米飯	各SKにて炊飯			米を業者がSKに直接納品	クックサーブ	炊飯器
	変わりご飯	各SKにて炊飯、具はCKにて調理後SKに配食	クックチル	スチコン・ブラストチラー	CKからSKへ配送	クックサーブ	炊飯器
	パン類	市販食品をCKに納入		ホテルパン	CKからSKへ配送	クックサーブ	
汁物	みそ汁	各SKにて調理、具はCKにて処理後SKに配食（みそ・だしパック）		真空包装・ホテルパン	CKからSKへ配送	クックサーブ	ガスまたは電磁調理器またはケトル
副菜・その他	卵類 温泉卵	CKにて調理	クックチル	スチコン・ブラストチラー	CKからSKへ配送	そのまま提供	
	その他の卵料理	CKにて調理	クックチル	スチコン・ブラストチラー	CKからSKへ配送	最終加熱	再加熱カート・スチコンまたは電子レンジ
	魚・肉類 焼き物・煮物	CKにて調理	クックチル	スチコン・ブラストチラー	CKからSKへ配送	最終加熱	再加熱カート・スチコンまたは電子レンジ
	揚げ物	CKにて調理	クックチル	フライヤー・ブラスト	CKからSKへ配送	最終加熱	再加熱カート・スチコンまたは電子レンジ
	豆腐 冷豆腐	SKにて盛付け		ホテルパン	CKからSKへ配送	クックサーブ	
	野菜類 煮物	CKにて調理	クックチル	スチコン・ブラストチラー	CKからSKへ配送	最終加熱	再加熱カート・スチコンまたは電子レンジ
	揚げ物	CKにて調理	クックチル	フライヤー・ブラスト	CKからSKへ配送	最終加熱	再加熱カート・スチコンまたは電子レンジ
	和え物	CKにて調理	クックチル	スチコン・ブラストチラー	CKからSKへ配送	SKで和える	
	果物 生・缶詰	SKにて盛付け				カットして提供	
	乳製品	市販食品をSKに配食			業者がSKに直接納品	そのまま提供	

表 6.7 試作検討シート

施 設 名 ＿＿＿＿＿＿＿＿＿＿＿＿＿＿＿＿＿＿＿＿

メニュー名 ［　　　　　　　　　　　　　］

お申し出内容詳細

試　作	年　　月　　日	試作者	

レシピ（材料・分量・調理法など、変更点、アピールポイント）
工程評価（献立構成、料理の品質、料理の適度〈あたたかい、冷たい〉、色彩、ボリューム、
　　　　　味付、盛付状況）

評価（5, 4, 3, 2, 1 点）

試　食	年　　月　　日	試食者	

工程評価（献立構成、料理の品質、料理の適度〈あたたかい、冷たい〉、色彩、ボリューム、
　　　　　味付、盛付状況）

評価（5, 4, 3, 2, 1 点）

CK 確認 EP	センター長	品質管理課	製品部長	･･･	･･･
	日/月	日/月	日/月	日/月	日/月
コメント	価格・バランス	品質面			

6.2.5　各作業工程マニュアル作成・シミュレーション（研修・人的配置・配送）

　作業工程ごとのマニュアルは、食材の搬入から保管・下処理・加熱調理・冷却・仕分け・配送など作業の流れに沿った作業マニュアルと、調理工程における衛生管理マニュアルを作成する必要がある。

① 作業マニュアルと衛生管理マニュアルは、連動させることが必要である。CKにおいては、この衛生管理が最も重要なポイントである。
② 施設・設備の衛生はもとより、調理作業上でのスタッフの衛生管理が大事である。このマニュアルを活きたものにするには、作業工程と一体となって作り上げることが必要である。
③ 調理工程ごとに人員配置を行うが、作業内容・生産食数に応じて人員数が変動する。また、作業効率の良い動線や性能の良い機器類の使用、清掃が行いやすい機器・清掃用具の活用でも作業性は向上する。
④ カット野菜や冷凍材料、半製品やPB化した食材を活用することで、人的配置や冷凍庫の保管スペース・調理器具・調理スペースなど設備にも大きく影響する。
⑤ 給食管理ソフトの有効な活用で一連の調理作業が円滑に行われるようシステムを開発することが重要である。
⑥ 本稼働を前に、テスト期間を設け一連の作業をシミュレーションしながら実施し、マニュアルを確認し修正を行うことが必要である。
⑦ 配送については、CKからSKまでの距離とルート・時間の確認、搬入口の確認を行い、ゆとりある安全な配送ルートを決める。同時にSK搬入口の広さや段差に不具合がある場合は、配送開始前に手立てを講じておく。
⑧ 何日分を何時までに配送するかを決めるが、CKでの計画生産とSKでの作業手順・人員配置にも影響するので慎重に決める。

6.2.6 生産計画

CKでは、クックチルを活用し調理することが前提となる。クックチルのメリットを大いに活用した生産計画を立てることが、その後の運営に大きく影響する。
① クックチルの場合、生産から食事提供まで5日間の保存が可能（3℃以下保存の場合）とされているが、実際にCKで調理したものの保存試験と官能検査を実施することが望ましい。食材の種類や調理法・提供法でも保存試験の結果は異なる。
② 生産計画は、労働条件や人員配置、配送条件・保管スペース・使用機器類にも関係してくるので、慎重に作る必要がある。日常の計画を固定化することで、職場会議や職場内研修などを曜日で日程に組むことができる。
③ 夏休みや年末年始休暇、職員旅行などの行事についても、日程に合わせて生産計画を立てることが可能なので、このメリットを有効に活用しスムーズな職場運営を行うことが望まれる（**表6.8**）。

表 6.8 生産計画

センター 週6日稼動	月	火	水	木	金	土	日
生産・加熱調理	3食	4食	4食	4食	3食	3食	0
献立日	水/昼 水/夕 木/朝	木/昼 木/夕 金/朝 金/昼	金/夕 土/朝 土/昼 土/夕	日/朝 日/昼 日/夕 月/朝	月/昼 月/夕 火/朝	火/昼 火/夕 水/朝	
出庫準備	3食	3食	4食	4食	4食	3食	0
院所ごとカートにセット	火/夕 水/朝 水/昼	水/夕 木/朝 木/昼	木/夕 金/朝 金/昼・夕	土/朝・昼 土/夕 日/朝	日/昼 日/夕 月/朝・昼	月/夕 火/朝 火/昼	
配送	3食	3食	3食	3食	3食	3食	3食
自社便 カート回収も行う 8:00出発（一日1回）	月/夕 火/朝・昼	火/夕 水/朝・昼	水/夕 木/朝・昼	木/夕 金/朝・昼	金/夕 土/朝・昼	土/夕 日/朝・昼	日/夕 月/朝・昼
委託物流便クール便 （青森・岩手・山形・福島・群馬）	火/夕 水/朝・昼	水/夕 木/朝・昼	木/夕 金/朝・昼	金/夕 土/朝・昼	土/夕 日/朝・昼	日/夕 月/朝・昼・夕 火/朝・昼	

6.2.7 器具類の選定について

① 作業区分に応じた器具類は、献立内容や生産食数、生産計画によってその数や容量が決まる。

② 器具類の洗浄・殺菌を行う人員などによっても、その数は変わる。洗浄・殺菌が生産に追いつかないような場合は、器具の数量を増やすことが必要だが、殺菌や保管場所にも影響するので考慮することが必要である。

③ 使用場所がわからなくならないよう、使用場所によって色や型を変えることも良い。ロボクープやパコジェット、包丁などの加工器具類は、刃やパッキング部品などの破損が異物混入となるので、使用前・使用後部品の洗浄時・取付け時に点検しチェックリストに記載する。

④ 包丁は危険な器具なので、保管と数量の確認が大事である。

⑤ 器具類についても複数の業者から合見積りをとって業者選定を行うが、安価なものは品質が悪い場合もあるので、サンプルやデモ機などで使い勝手や品質を確認して判断することが必要である。

6.2.8 配送システム

CK で調理した料理をどのようなスタイルで SK に配送するのか決めることが必要である。配送においては、配送中の温度管理、配送中の交通事故や転倒事故・配送ミスなどがリスクとしてあげられる。製品をいかに安全に届けるかが大事である。

① 配送を自社で行うのか、運送業者に委託するのか。
② バルクでカート配送するのか、真空パックして箱詰めするのかも検討する。
③ 温度管理などの衛生管理・作業効率・運送料金等に配慮する。
④ 運送業者に委託する場合は、温度管理が重要なポイントとなる。
⑤ 物流を委託する場合は、チルドで配送できることを確認して依頼する。
　また、定期的に温度調査を行う。
⑥ 突発時の対応用の配送車を事前に検討しておき、定期配送ルートを確認しておく。

6.2.9 食事提供システム

SK では、どのようなシステムを採用して食事提供するのか、施設の規模や食事についての考え方により多種多様である。再加熱の仕方や食器の選び方、盛付け方が美味しさや作業性を大きく左右する。

再加熱の方法については

① 再加熱カート（熱風加熱・ヒーター加熱・IH 加熱・スチーム加熱・マイクロ波加熱などがある）
② 食器盛付けスチコン再加熱
③ バルクでスチコン再加熱
④ 湯煎
⑤ スチーム付電子レンジ

等がある。

どの方法を選択するのかで、段取りや人員体制・必要機器・厨房スペース及び投資額に違いがでる。また、再加熱カート等の機器類もメーカーによって加熱の仕方・カートの大きさ・電気使用量・トレイの大きさや使用食器が異なる。デモ機を借りて操作を行ってみることと、再加熱した料理を試食して評価し比較検討することを勧める（図 6.3）。

6.2.10 給食管理ソフト

料理・献立管理、材料管理、発注、検収、下処理、調合、加熱調理、冷却、出庫、配送の一連の工程においてミスのない効率的なシステムを確立させることが、運営をスムーズに行うことに繋がる。特に CK 方式・クックチルでは、クックサーブと異なり食材の納品日、調理日、提供日と複数の日付が存在するため業務が煩雑となる。クックチル対応のシ

図 6.3 システム検討表

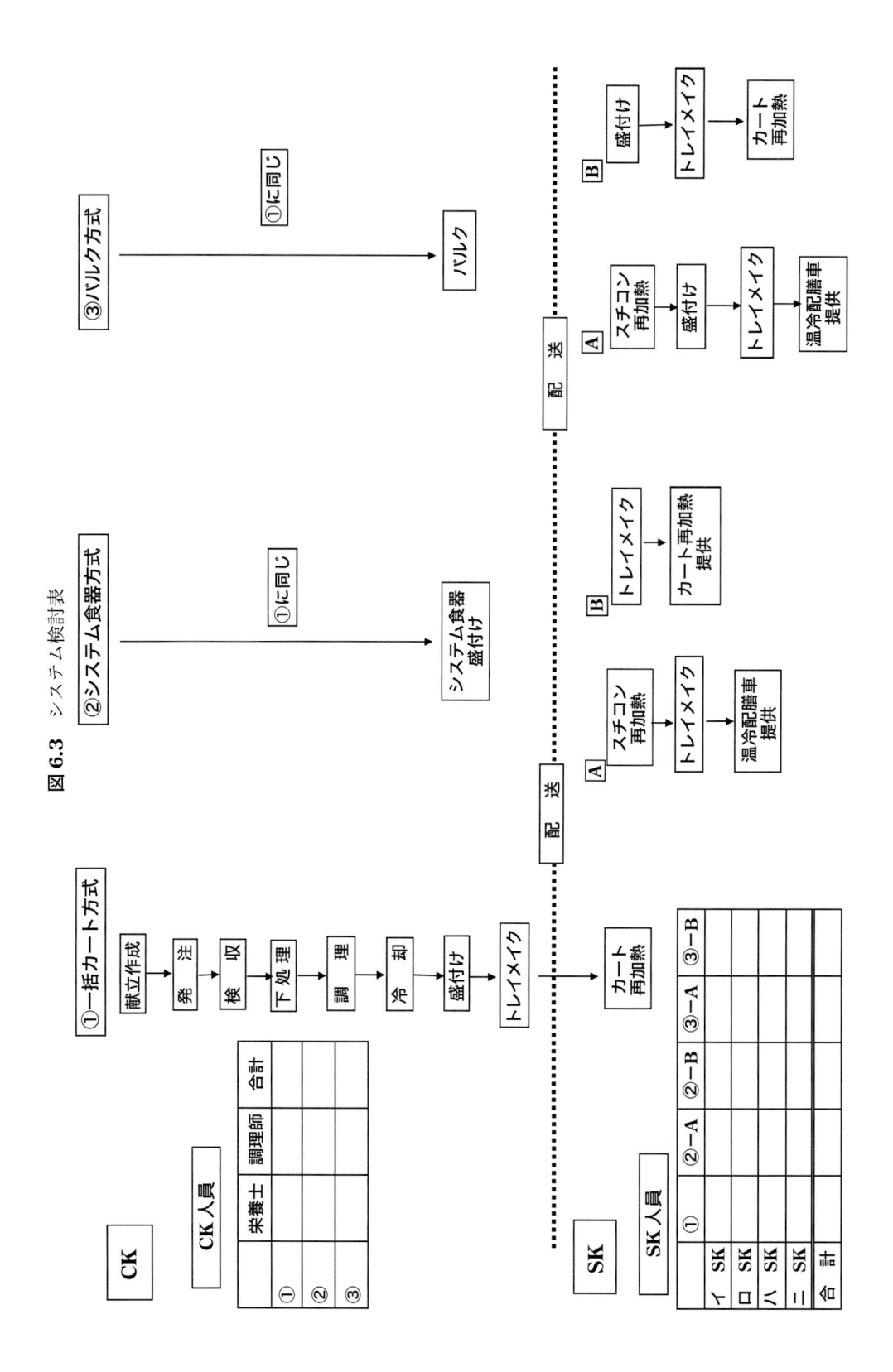

CK

① 一括カート方式

献立作成 → 発注 → 検収 → 下処理 → 調理 → 冷却 → 盛付け → トレイメイク → カート再加熱

② システム食器方式
①に同じ → システム食器盛付け

③ バルク方式
①に同じ → バルク

CK人員

	栄養士	調理師	合計
①			
②			
③			

SK

配送

A: スチコン再加熱 → トレイメイク → 温冷配膳車提供
B: トレイメイク → カート再加熱提供

配送

A: スチコン再加熱 → 盛付け → トレイメイク → 温冷配膳車提供
B: 盛付け → トレイメイク → カート再加熱

SK人員

	①	②-A	②-B	③-A	③-B
イ SK					
ロ SK					
ハ SK					
ニ SK					
合計					

ステム化が必要となる。

　システムを選定するには、マスター内容や献立展開、調理工程管理などの詳細を把握して各メーカーを比較検討する。その際、献立変更などの使いやすさやメーカーの対応のスキル、使用している他施設の評判も参考にすることが必要である。

　作業ごとに、分かりやすい帳票やカードを出力することもミスのない業務の合理化に繋がるので、栄養士と調理師が相互に話し合いながら作り上げていくことが必要である。作業の流れや業務が整理されていないとシステム化も難しい。

　運営していく中でシステムのバージョンアップが必要になってくる。常に合理的なシステムを模索しながら業務改善を検討していくことが必要である。

6.2.11　リスク管理対応（災害時対応含む）

　リスク管理は、起こりうる危機を予測し、危機を回避する対応策を考え、危機発生後の対応などの管理を行うことである。

　リスク管理を行うには、そのための管理体制を作り、対応マニュアルの作成を行うと同時に訓練を実施し、いざという時に備えておく。また、被害を最小限に食い止めることが大事である。必要に応じて各種の食中毒保険、火災保険、配送車保険等に加入する。

　CKでのリスク管理は大きく分けると、①異物混入、②食中毒、③配送事故、④自然災害、⑤火災・事故等がある。

(1)　異 物 混 入

　異物混入は、CKとしては最も発生件数が多い。
　混入物としては、
① 毛髪
② 食品包装に使われるビニール片・テープ片・ホチキス針・ゴム輪
③ 金たわし・はけ等の毛
④ 昆虫類
⑤ 手指の絆創膏や手袋片
⑥ 包丁・ミキサー等の欠けた刃、機器のボルト
等がある。
　混入を防ぐ対応策として、通常業務者以外の部外者チェックをする方が効果が上がる。
① 金たわしやはけ・ブラシ等の使用をやめる。
② 納入業者にホチキス等の使用を禁止し、カッターの使用禁止、開梱は検品室でのみ行う。整理整頓の徹底。
③ 毛髪落下防止のユニホーム、帽子の中にもう1枚毛髪落下防止のキャップを被る。

コロコロの使用。
④ 衛生業者による定期的な殺虫、捕獲システムの採用。
⑤ 絆創膏の上から手袋を着用する。また、絆創膏及び使い捨て手袋の色をブルーに変更。
⑥ 包丁・ミキサー類の部品は作業開始時・作業中・作業終了時点検を行い記録する。万が一、部品点検時に刃等の破損が確認されたら、その間調理した製品を廃棄する。機器のボルトの点検も定期的に行う。（金属探知機があるとよい。）

等、考えられる異物混入事故を防ぐため、調理従事者の身だしなみや調理場の整理整頓、機械・器具類の点検を行う。

(2) 食中毒

CKで万が一食中毒を起こすようなことがあれば、その被害は大きく、事業の存続も危ぶまれる事態となる。そのような事態を起こさないようHACCPに基づいた厳格な衛生管理を行うことが重要である。

① 食品の安全に関する法令を遵守する。
② 調理従事者の衛生学習を定期的に行い、衛生に関する理解を深める。
③ 調理従事者の毎月の検便と毎日の衛生チェックを行う。
④ 重要管理点である加熱調理は中心温度75℃（ノロウイルスは85℃）1分以上または、これと同等の加熱を確認し、温度と時間の記録を行う。
⑤ もう1つの重要管理点である冷却では、90分以内に中心温度を3℃まで冷却する。その後の保存は、3℃で5日間である。
⑥ 万が一に備え、同業者に代行保障契約を結んでおくとともに、保険に加入する。
⑦ "ヒヤリ"としたり"ハッ"としたことをミーティングで報告し大事故の防止に役立てる。

(3) 配送時の事故

配送時の事故は、交通事故と配送ミスによるものがある。病院や施設への配送の遅れと共に、料理の破損も心配となる。事故の場所・内容の報告を正確に受け、必要な場合は別の配送車に積み替えて対応する。

遠方の施設には、非常食としてレトルト食品や冷凍調理品・ゼリー等をあらかじめ届けておくことも必要である。

自前配送の場合は自動車保険に加入し、事故の際は速やかに保険会社に連絡し対応してもらう。連絡先などは目につくところに貼り出しておく。

(4) 各種災害

病院や高齢者施設への配食は、災害時とはいえ止めることはできない。食事が途絶えることは、命が途絶えることにつながる。災害時の食事提供のための対策は必須である。災害時、慌てずに対応するための備えと訓練が必要である。

① 災害時対応マニュアルを作成する。対策本部や役割分担、連絡網を整備する。人命第一とする。
② 様々な災害を想定し訓練を行う。
③ 非常時備蓄食を準備しておく。準備の際は試食をし、できるだけ通常に近い美味しいものにする。
④ 非常食の献立表を作り、目につくところに貼り出しておく。
⑤ 病院や高齢者施設であることから、常食だけではなく軟菜や嚥下困難者、アレルギー患者にも対応できるよう準備する。
⑥ クックチルで2〜3日分先まで生産されているが、非常食の数量は最低9食分（3日）は必要である。ランニングストックとしての考え方で備蓄すると良い。
⑦ 非常食は、入院患者や入居者のみならず、働く職員の分も備蓄する。また、外来患者や負傷した急患の分も想定することが大事である。
⑧ 水については、最低1人2〜3L×3日分備蓄する。
⑨ ヘッドライトや発電機、乾電池、カセットコンロやボンベ等も必要な備蓄である。
⑩ 電気の復旧は、ガスと比較して数段早い。また、LPGで対応できる回転釜やコンロもあると便利である。
⑪ 災害の規模や発生日時、地域や季節などによりライフラインや被害状況がまちまちである。
⑫ 離れた地域からの支援を得るよう、代行保障や連携を常日頃から作っておくと良い。とりわけ、全国のCKによる相互ネットワーク支援網を構築することが必要である。

（松本　まりこ）

第7章　運営及び立ち上げ時の業務

7.1　セントラルキッチン・サテライトキッチンの運営マニュアルとシミュレーション

7.1.1　管理・監督業務

　患者等食事業務の委託にあっては、給食業務の管理監督責任は病院・介護施設等の委託側管理者にある。委託したからといって全てをセントラルキッチン（CK）に任せっぱなしにして、管理監督業務を怠ることは許されない。病院・介護施設の管理者及び管理栄養士は、省令により病院が自ら行わなければならない業務区分に基づき、必要な項目について業務監督、記録等の確認を行うことが必要である。

　合わせてCK管理者においても、CKにおける業務管理、サテライトキッチン（SK）における業務管理の管理監督責任を果たすことが必要である。業務内容評価リストを作成し、定期的にチェックし、評価に基づき改善措置を講ずることが重要である。

　また、病院・介護施設の管理者とCK管理者による連絡調整、意思の疎通は、円滑な業務遂行にとって重要であり、定期的な懇談や必要な都度の訪問が望まれる。

　管理監督する具体的な内容としては、委託業務の開始時に業務区分内容の確認と病院・介護施設管理者が確認すべき確認方法と諸帳票内容、作業手順書、衛生管理マニュアルなどを明確にすることが大事である。また、月単位に確認する献立表、衛生管理記録表、検便検査結果表などの項目を相互確認することが大切である。

　CK及びSKの責任者が管理・監督する業務の内容について、日次管理項目、週次管理項目、月次管理項目、随時管理項目などを明らかにし、チェック表を作成して漏れなく行うことが重要である。

7.1.2　長期療養者食生活支援マニュアルの統一「栄養サマリー（要約）」の作成業務

　各地において高齢化が急激に進んでいる。厚労省の方針では今後、平成37（2025）年度まで、病院を、高度急性期：22万床（在院日数15〜16日程度）、一般急性期45万床（在院日数9日程度）、亜急性期等35万床（在院日数60日程度）の3種に整理する方針である。これに伴い、退院後は、地域包括ケアシステム（介護施設〈特養、老健〉、居住系サービス〈特定施設、グループホーム〉、在宅介護〈小規模多機能等〉）が医療介護支援にあたる

とされている。

病院、地域包括ケアシステムの役割分担が決められる中で、地域での長期療養者を対象とした一元的な栄養管理を通した食生活支援が求められている。

患者・長期療養者の基本情報（氏名・性別・生年月日）、診断病名、主訴・治療経過・必要な栄養ケア、食事内容等を記した「栄養サマリー」を作成し、施設が移っても、どのような食事が必要かを一目で分かるようにしようという取り組みがそのひとつである（**図7.1** 参照）。

同一地域内で患者の情報の共有化を図り、効果的に患者を支えようということである。

医療介護関連に顧客をもつ CK も、こうした動きに迅速に対応していく必要があるだろう。

7.1.3 顧客クレーム管理業務（対処と是正処置）

給食に関わるクレームは、病院・介護施設の職員から寄せられるものと、喫食者である患者及び家族などからのクレームがある。クレームの内容は、食事がおいしくないという改善要望から、異物混入や器物損壊などの重大な問題、SK 業務に従事する従業員の態度が悪いというクレームまで幅広い内容が寄せられる。

クレームを後ろ向きにマイナス面として捉えるのでなく、職員の意識改革、業務の問題解決の糸口として捉えることが重要である。

クレーム管理業務の第一は、クレーム対処方法を確立し、関係各方面に周知徹底することである。クレーム発生の事実をどのような方法で把握し、誰がどこの担当者にどのような方法で連絡するのか、クレーム担当者はクレームをどのように対応処理するのか、対応した結果はどのようにまとめて活用するのか、などを明確にしたクレーム対処システムを作ることが必要である。

クレーム管理業務の第二は、クレームの重要度による対応基準を明確にすることである。クレームの重要度1には、食中毒の発生、重大な異物混入、禁食・アレルギー食の提供内容誤りなど、喫食者の生命にかかわるトラブルの発生があり、関係各方面への連絡と速やかな対応処理が必要である。重要度2には、料理が美味しくないなど食事内容への苦情、配膳や下膳の遅れなど給食提供に関わる苦情などのクレームがあり、是正処置の対応が必要である。

次の事項が記載された苦情対応マニュアルを作成し、迅速かつ円滑な対応ができる CK 管理体制を整備し、苦情があった場合は速やかに対応処理ができるようにしておかなければならない。

① 苦情を受けた際の連絡報告体制
② 苦情内容に対する調査、対応方針の決定

図 7.1　栄養サマリー例

栄養サマリー

＿＿年＿＿月＿＿日 作成

施設名
栄養管理担当者様

このサマリーは当該施設および在宅において提供された食事・栄養管理の状況がわかる情報です。
服薬等の情報については、診療情報、施設情報提供書等でご確認ください。

1 作成者		
	施設名	
	職種・氏名	
	問い合わせ先 電話	
	ファクシミリ	
	e-mail	

下記の（利用者・患者）様について栄養管理情報を提供します。よろしくお願いします。
☐ この情報については療養者本人もしくは家族の方の了解を得ております。

2 基本情報			3 診断病名
氏名	ふりがな	男・女	☐高血圧　☐糖尿病　☐脂質異常症
			☐心疾患（　　）☐腎疾患（　　）
			☐消化器疾患（　　）☐貧血（　　）
生年月日	T S H　年　月　日（　）歳		☐その他（　　）

4 主訴および特に連絡すべき事柄、治療経過等	栄養ケアで特に注意喚起する事柄等あれば

食事内容		
	5 提供栄養量	エネルギー＿＿kcal　たんぱく質＿＿g　脂質＿＿g　塩分＿＿g
		その他（＿＿）（＿＿）（＿＿）
	6 栄養補給法	☐ 経口　→（☐一般食　☐治療食（治療食名：　　））
		☐ 経管　→（☐経鼻　☐胃瘻　☐中心静脈　☐末梢静脈　）
		商品名（　　）、容量（＿＿ml）、回数（＿＿回））、時間（　　）
	7 水分摂取状況	1日摂取水分量（＿＿ml）　水分トロミ（☐不要　☐要（トロミの強さ　　））
	8 食事形態	主食　☐米飯　☐全粥　☐5分粥　☐ミキサー粥　☐その他（　　）
		副食　ユニバーサルデザインフード区分　☐区分1　☐区分2　☐区分3　☐区分4
	9 食物アレルギー	☐無　☐有（　　）☐未把握
	10 禁止食品	☐無　☐有（　　）
	11 間食、補食	間食（おやつ）：☐無　☐有（回数＿＿回　時間＿＿　内容＿＿）
		補食（栄養補助食品含む）☐無　☐有（回数＿＿回　時間＿＿　内容＿＿）

《裏面に続きます》

栄養および身体状態等		
	12 身長、体重 BMI	身長＿＿cm　体重＿＿kg　BMI＿＿　／　測定日　月　日
	13 血液検査データ	TP＿＿g/dl　Alb＿＿g/dl　その他データ（　　）／測定日　月　日
	14 褥瘡	☐無　☐有（部位（　）大きさ（　）程度（　）（備考　　）
	15 咀嚼（義歯の状態）	☐自歯　☐義歯（☐無　☐有☐総　☐上☐下☐部分））
	16 嚥下（飲み込み）	☐問題なし　☐やや問題あるができる　☐見守り　☐できない　☐その他（　　）
	17 食欲	☐ある　☐ない　（いつ頃から　　）
	18 摂取量（栄養補給量）	主食：＿＿割　副食：＿＿割

ADL（日常生活能力）		
	19 食事介助状況	☐自立　☐見守り　☐一部介助　☐全介助
	20 食事姿勢（座位保持）	☐長時間可　☐ずり落ちる　☐座れない　☐その他（　　）
	21 食事場所	☐テーブル椅子　☐テーブル車いす　☐オーバーテーブル　☐ベッド上　☐その他（　　）
	22 介護食器使用	☐無　☐有（☐スプーン　☐フォーク　☐取って付きカップ　☐食器　☐その他（　））
	23 認知度	認知症高齢者の日常生活自立度　☐Ⅰ　☐Ⅱa　☐Ⅱb　☐Ⅲa　☐Ⅲb　☐Ⅳ　☐M
		長谷川式 HDS−R（　　）点
	24 意思疎通	☐問題なし　☐やや困難　☐困難
	25 排泄	☐問題なし　☐問題あり（☐便秘　☐下痢　☐下剤使用）
	26 活動	生活活動度：☐J1　☐J2　☐A1　☐A2　☐B1　☐B2　☐C1　☐C2
	27 食事に関する特記事項	☐無　☐有（☐食べこぼし　☐異食　☐盗食　☐偏食　☐遊び食べ　☐その他（　　）

在宅での食環境		
	28 食事づくり担当者	☐本人　☐家族（　　）☐その他（　　）
	29 家族状況	家族構成：☐独居　☐同居（誰と　　）
		家族の協力体制　☐ある　☐ない　／　キーパーソンとなる人（　　）
	30 支援者 キーパーソン	支援に関わる職種、窓口（　　）

栄養指導の実施		
	31 指導内容	
	32 栄養指導の時期	☐入院、入所中　☐退院、退所時　☐その他（　　）
	33 対象	☐本人　☐家族　☐その他（　　）
	34 栄養指導の理解度	☐よく理解した　☐理解した　☐やや理解した　☐あまり理解していなかった

35 自由記載欄	

③　病院・介護施設、患者等への対応
④　その他必要な事項

7.1.4　事故・災害時対応

　病院・介護施設の食事提供において、食中毒の発生は、あってはならないことであり、衛生管理を厳守し徹底することが必要である。

　1つのCKが複数の病院の患者に食事を提供する院外調理においては、その調理加工施設において、もし、事故、災害、食中毒等の事故が発生した場合には、食事の提供を受けている病院・介護施設すべてが影響を被り、従来よりも多数の患者・利用者が影響を受けることになる。したがってCKは、事故の発生を未然に防止できるHACCP構築を行い、災害対策などの対応を万全に行うことが重要である。

① 万が一、事故が発生した場合に備えて、予め事故発生等の緊急時の対処方法等を定めたマニュアルを作成する。
② 何らかの事由により、当該業務を遂行することが困難となった場合に備えて、患者給食が滞ることがないよう、病院等は必要な措置を講じておくことが求められる。
③ この場合の必要な措置としては、例えば病院・高齢者施設側では、事故があった場合を想定し、バックアップができる第三者の給食業者やCKとの連携により代行できるCKネットワークをつくることが求められる。
④ 病院・介護施設側は、事故や災害時の対応として、自ら調理を行うことができる施設と設備および臨時的に人員が確保できるようにしておくことである。
⑤ 図7.2は食中毒等対応フロー図、図7.3、図7.4、表7.1、図7.5は、みやぎCKの東日本大震災時におけるライフラインの状況と対応である。

7.1.5　関係官庁の届出と検査

　CKを開設するには、食品衛生法に基づき外部への営業の許可が必要である。施設概要（業務内容・厨房設計など）がまとまった段階で、保健所担当官と事前協議を行い、厨房竣工間際に営業許可申請を提出し、厨房施設検査を受けて営業許可書を得る。所轄保健所により、衛生管理責任者の研修会受講が義務付けられる場合があり、受講した際に営業許可書が交付される。

　CKに対しては、毎年または数年おきに保健所の衛生状況等に関わる立入検査が行われる。改善指摘事項が出された場合は、速やかな改善是正が必要である。次回立入検査時には改善状況について確認が行われる。

　SK厨房の届出は、病院が給食業務を委託する場合、給食業務の受託業者がSK厨房での営業許可を所轄保健所に申請する。厨房施設の検査と営業許可書の交付は上記と同じで

138

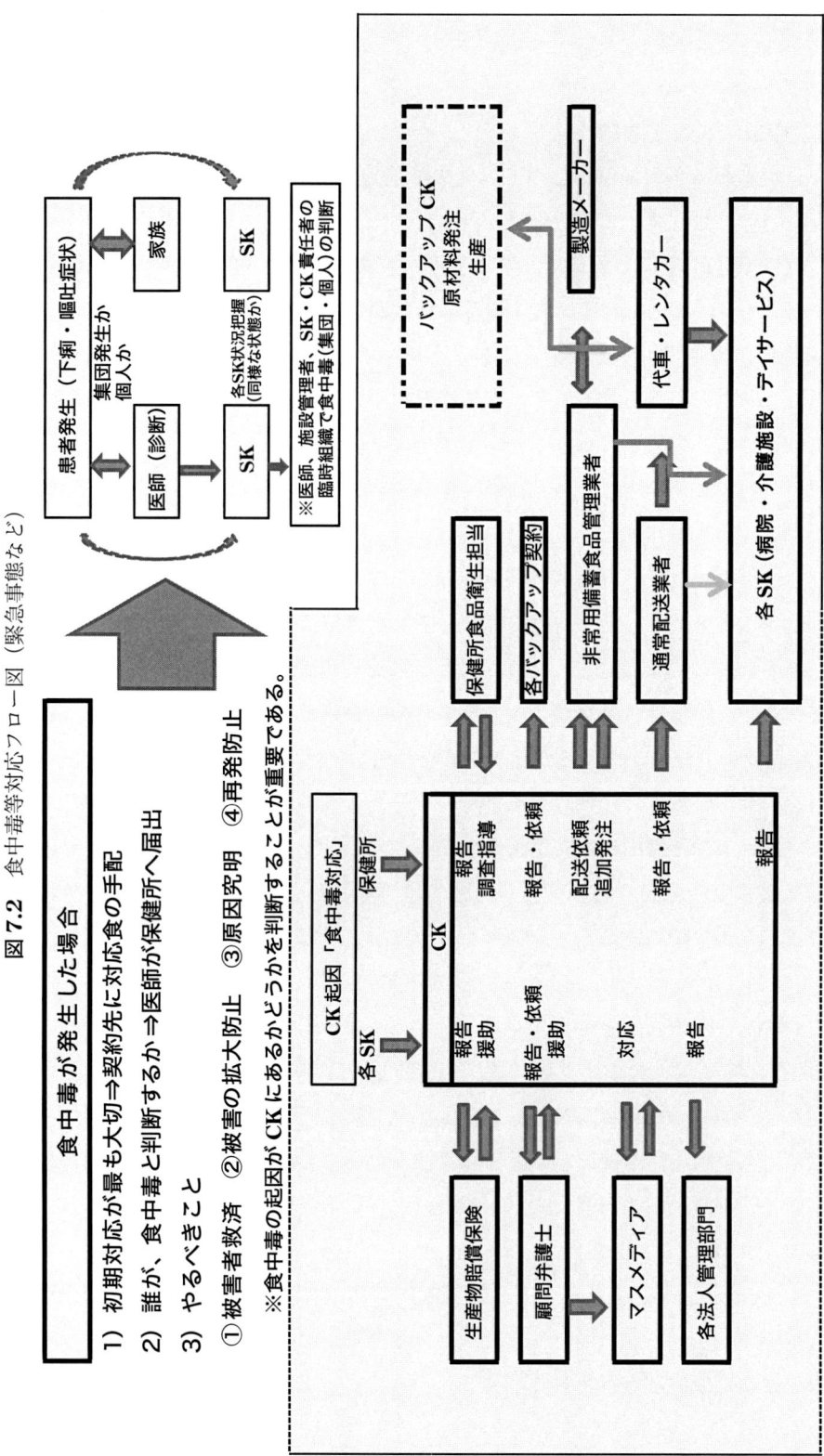

図 7.2 食中毒等対応フロー図（緊急事態など）

食中毒が発生した場合

1) 初期対応が最も大切 ⇒ 契約先に対応食の手配
2) 誰が、食中毒と判断するか ⇒ 医師が保健所へ届出

やるべきこと

① 被害者救済 ② 被害の拡大防止 ③ 原因究明 ④ 再発防止

※食中毒の起因が CK にあるかどうかを判断することが重要である。

注：保健所の指導・指示で CK・SK の施設の使用中止の場合の対応等（他の CK または病院より）を普段から準備・訓練しておく。

図 7.3　災害時のフェーズ

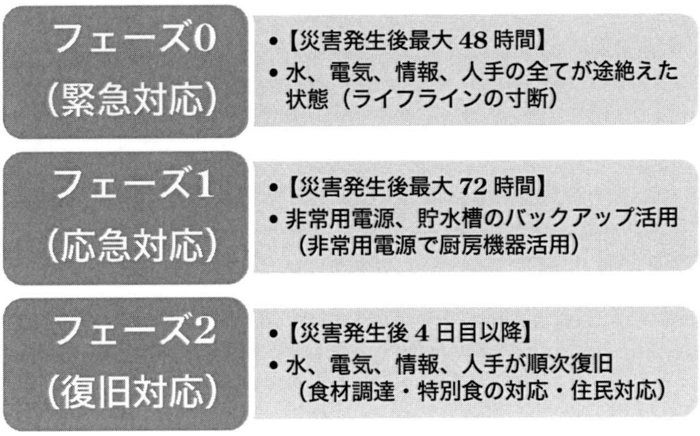
フェーズ0
(緊急対応)
•【災害発生後最大 48 時間】
• 水、電気、情報、人手の全てが途絶えた状態（ライフラインの寸断）
フェーズ1
(応急対応)
•【災害発生後最大 72 時間】
• 非常用電源、貯水槽のバックアップ活用
（非常用電源で厨房機器活用）
フェーズ2
(復旧対応)
•【災害発生後 4 日目以降】
• 水、電気、情報、人手が順次復旧
（食材調達・特別食の対応・住民対応）

図 7.4　みやぎ CK における災害状況

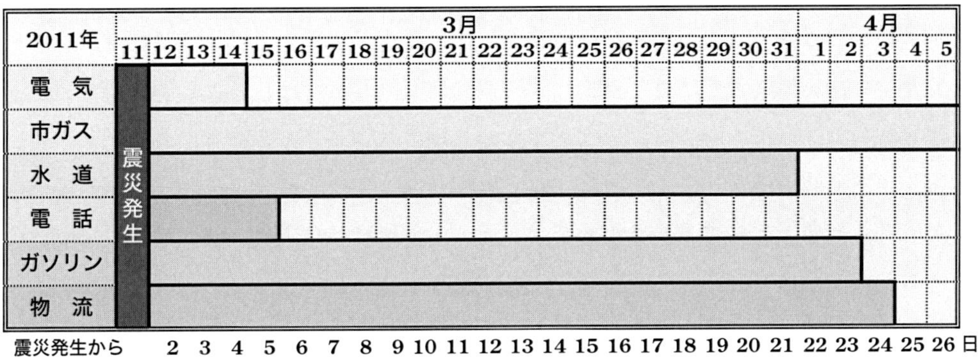
2011年
3月
4月
11 12 13 14 15 16 17 18 19 20 21 22 23 24 25 26 27 28 29 30 31 1 2 3 4 5
電気
市ガス
水道
電話
ガソリン
物流
震災発生
震災発生から
2 3 4 5 6 7 8 9 10 11 12 13 14 15 16 17 18 19 20 21 22 23 24 25 26 日

表 7.1　災害時の CK 体制（役割分担）

病院・施設担当	・被災状況を確認し適切な食事提供を発信する。
食材担当	・食材の確保状況を確認し、対応できる状況をつくる。
献立担当	・確保できる食材で、献立を作成する。
衛生担当	・衛生管理手法を具体的に指示する。
水 担 当	・毎日、給水所で給水できる水を確保する。
燃料担当	・職員の通勤や輸送燃料を確保する。
職員・家族の食事担当	・職員、家族の食糧を手配する。

ある。

SK 厨房に対しては、CK 同様に毎年または数年おきに保健所の立入検査が行われる。また、病院監査に付随した厨房検査や保険課等による診療報酬算定に関わる栄養科監査などが行われることがある。

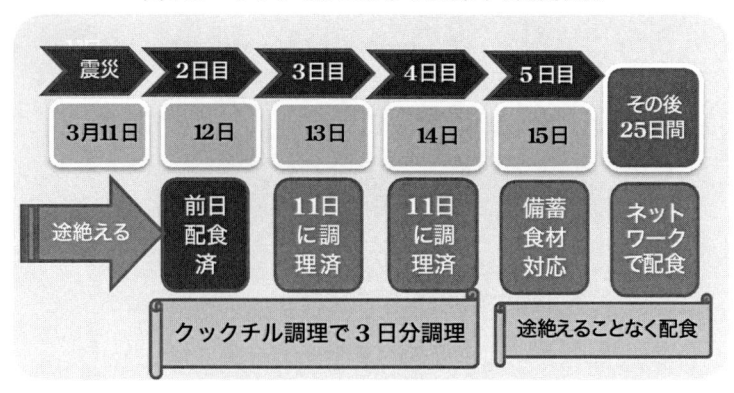

図 7.5　みやぎ CK における災害時の配食状況

7.1.6　従業員の研修教育ならびに労務管理

(1) 従業員の研修教育

従業員の研修教育は、患者等給食業務を適切に行うために必要な知識及びクックチルなどを含む技能を習得することを目的に、定期的、計画的に行われることが必要である。

研修教育は、内部の研修計画による定期的な制度教育が基本となるが、各従業員の自己評価と自主研修目標などによる研修は自己啓発となり重要である。また、内部研修と合わせて外部の研修も活用することが必要である。外部研修の内容は、他の従事者にも伝達報告することが望ましい。また、研修に関わる記録を作成して保管し、病院・介護施設等への報告事項に加え、確認を得る。

① 新入従業員教育……医療食・介護食の概要、衛生管理知識、クックチル業務の流れなどの教育研修を行った後に業務に従事させること。
② 定期的継続教育……次の事項を含めた研修を行い、従業員の水準向上をはかること。
　ア．医療食、介護食に関する知識　　イ．安全管理、災害・事故防止に関する知識
　ウ．食中毒、感染症に関する知識　　エ．個人情報の保護に関する知識
　オ．標準作業書の記載事項　　　　　カ．従事者の日常的な健康の管理

(2) 人事・労務管理

CK 及び SK における人事・労務管理は、給食事業の安定的な継続維持を保証する基礎となるものである。施設機器などのハード面と業務運用のノウハウ面が整備され、業務を遂行するマンパワーが揃ってこそ事業の確立がある。施設計画、業務計画に合わせて初期段階で人事計画をまとめることが必要である。

人事・労務管理は、募集、採用、配置、教育、評価、昇給、職務任命などの人事管理と、労働条件整備、福利厚生、勤怠管理、賃金支払、休暇管理、労使関係管理などの労務管理がある。

① 募集採用

CK開設に合わせて少なくとも6か月前には募集を開始し、3か月前には採用内定を確定し、人事異動計画と合わせて、開設時の予定人員が確保されていることが必要である。

常勤従業員は、入職前の事前教育、他施設の見学研修、開設前シミュレーション練習などを実施して、業務開始時に即戦力として業務ができるようにすることが必要である。また、パート従業員は、入職キャンセルがあるので多めに採用することと、衛生教育、シミュレーション練習などを行うことが望まれる。

人員体制が揃わないままCKを開設している事例を見かけるが、業務の未確立、品質の不安定化などで、顧客から食事がまずいと苦情が寄せられている。場合によっては、他の給食業者に契約変更することもあり、CK開設後、経営困難になっているところもある。

② 人事配置

CKの主要業務に基づいて、人材を柔軟に配置することが必要である。従業員の業務レベルにより当初の業務配置を行うが、不適任の場合は速やかに配置換えを行う必要がある。また、配置した業務はマスターさせ習熟化させるために、半年間または1年単位で固定することが望まれる。

栄養士……献立作成、食数集約、食材発注、検収

調理師……加熱調理、冷却、ピッキング

補助員……野菜カット、下処理、洗浄、清掃

③ 健康管理

労働基準法、労働安全衛生法などに基づく労務管理、健康管理を行うことが必要である。労働安全衛生法に基づく健康診断の実施と月に1回の検便検査（夏季は2回が望ましい）を実施し、その記録を保管すること。

7.1.7 その他専門業務のサポート

CKの業務を確立するにあたって、自社内部で各業務を確立できる者がいない場合は、それぞれの分野の専門家にサポートを依頼することが必要である。

コンサルタントに依頼する場合は、献立作成から調理業務、衛生管理、厨房構築等を総合的にサポートできる人に頼むことが重要である。

・クックチルによる献立作成の構築サポート
・クックチル調理業務の構築サポート
・HACCP衛生管理の構築サポート
・その他の専門家サポート

7.2 顧客管理業務

7.2.1 顧客管理台帳作成

顧客とは、商品やサービスを購入する人々のことをいうが、給食施設の場合は、喫食者（患者・利用者）となる。顧客管理で重要な事項は、長期にわたり継続的に固定客になってもらうことである。そのためには、喫食者の「期待や要望」に対し、満足できるサービスのマネージメントを的確に行うことである。

顧客サービスとは、高い品質・効率的な原価・食事環境への対応等、給食を利用する人々との信頼関係をつくることである。顧客サービスの質を高めるには、利用者の要望や期待など情報を管理し、顧客に対応した施策を実施することである。

顧客の情報は、**表7.2**にあるように「顧客管理表」（台帳）で継続的に記録し、CK全体として把握できる仕組みづくりをすることが重要である。

通常は営業担当者が配置され顧客管理を行う。顧客管理を行う上で日常の信頼関係を築くことが最も重要であり、クレーム対応をはじめ、より良い顧客サービスの向上を1つ1つ前進させることが営業姿勢として重要になる。

【顧客管理で重要な視点】

(1) マンネリズムへの対応：利用者はいつも同じ給食施設と給食サービスで食事形態も変わらない状況の中で、新鮮さを感じられなくなり飽きる傾向になる。食事提供側は、毎日決まった作業の繰り返しになり、マンネリズムにおちいりやすくなる。食事提供者は、行事食や季節の変化を取り入れた提案や、独創性を持った提供の仕方などの工夫が必要となる。

(2) 不均一・不揃いなどの対応：食材の形状や重量が不揃いとなる場合があり苦情となるケースがある。品質・サービスも含めバラツキのないよう管理が重要となる。

(3) 顧客心理面での対応：利用者は、不満足なサービスを受けても不満や苦情を直接訴える行動に出ることは少なく、潜在化している可能性が高い。また、同じサービスを提供しても受け止める側は、千差万別の感じ方と評価をする。

(4) 上記の視点から、表7.2の顧客管理表で継続的な調査と研究が必要となる。

7.2.2 顧客満足度調査（検食簿・アンケート・聞き取り調査）

満足度の高い顧客サービスを維持するには、**表7.3**のような「検食簿」などで日常的に得られる情報を多く持つことで、より的確な改善点を把握することができる。また、定期的な「顧客満足度調査」や「アンケート調査」を行うことによって、以前より改善された点や課題が明確になる。

アンケートは、その結果を客観的に評価・分析・数値化し、それらのデータに基づいて

第 7 章　運営及び立ち上げ時の業務

表 7.2　顧客管理表

顧 客 管 理 表		担当役員	判断 ←	担当部長 / /	担当課長 / /	担当係長 / /
事業所名：						

Ⅰ：打合せ内容
①挨拶のみ　②当社の宣伝・提案（お願い）　③新規開拓情報　④契約に関すること
⑤顧客の要望注文　⑥顧客の今後の状況　⑦同業他社の情報　⑧クレーム　⑨賛辞　⑩その他
Ⅱ：クレーム・賛辞の内容
①味　②盛付・配膳　③献立内容　④異物混入　⑤接客面　⑥施設管理　⑦衛生管理
⑧従業員の対応　⑨当社の対応　⑩その他

日付	項目	担当者名	時間	特記事項	完了（日付）	是正要/不要
			：　～ ：　迄			
			：　～ ：　迄			
			：　～ ：　迄			
			：　～ ：　迄			
			：　～ ：　迄			
			：　～ ：　迄			
			：　～ ：　迄			
			：　～ ：　迄			
			：　～ ：　迄			
			：　～ ：　迄			
			：　～ ：　迄			

表7.3 検 食 簿

◆ 検食簿 ◆

○○○医師	栄養科長	栄養士

2012年 7月 3日 火曜日

朝食

検食時間　　時　分			所　見
検食者　　　　印	主食	炊き方　　丁度よい　硬い　軟らかい	
普通食. 1200 　A　米飯 90g 　　　油揚味噌汁 　　　納豆 　　　お浸し 　　　牛乳 100cc	副食	量　　　丁度よい　多い　少ない 味付　　丁度よい　うすい　からい 盛付　　良い　普通　悪い	
エネルギー　　たんぱく質　　食塩相当量 　　400kcal　　　19.4g　　　　2.7g		総評　　点　（10点満点）	

昼食

検食時間　　時　分			所　見
検食者　　　　印	主食	炊き方　　丁度よい　硬い　軟らかい	
普通食. 1200 　A　五目ごはん 　　　イワシ煮付 　　　モヤシ中華和え 　　　甘夏缶 25g	副食	量　　　丁度よい　多い　少ない 味付　　丁度よい　うすい　からい 盛付　　良い　普通　悪い	
エネルギー　　たんぱく質　　食塩相当量 　　607kcal　　　28.8g　　　　2.8g		総評　　点　（10点満点）	

夕食

検食時間　　時　分			所　見
検食者　　　　印	主食	炊き方　　丁度よい　硬い　軟らかい	
普通食. 1200 　A　米飯 90g 　　　鶏照焼 70 　　　信田煮 　　　白菜浅漬	副食	量　　　丁度よい　多い　少ない 味付　　丁度よい　うすい　からい 盛付　　良い　普通　悪い	
エネルギー　　たんぱく質　　食塩相当量 　　410kcal　　　22.4g　　　　2.9g		総評　　点　（10点満点）	

日　計	エネルギー　　たんぱく質　　食塩相当量 　　1417kcal　　　70.5g　　　　8.4g

表7.4 調査表

顧客満足度調査表
（年2回実施）

コピー
品質管理部 ←

担当役員	部門長	SV
/ /	/ /	/ /

事業所名：			
調査日：	年 月 日		
担当者名：		時間：	： ～ ：

	項目	良	普	悪	賛辞・指摘事項・対応策
料理提供管理	味	3	2	1	
	盛付・配膳	3	2	1	
	献立内容	3	2	1	
	異物混入	3	2	1	
		3	2	1	是正処置報告書　□要　□不要
検査サービス管理	事務所長	3	2	1	
	従業員	3	2	1	
	教育・指導	3	2	1	
		3	2	1	
		3	2	1	是正処置報告書　□要　□不要
施設・衛生管理	料理衛生	3	2	1	
	施設衛生	3	2	1	
	従業員衛生	3	2	1	
		3	2	1	
		3	2	1	是正処置報告書　□要　□不要
契約管理	契約書	3	2	1	
	覚書	3	2	1	
		3	2	1	
		3	2	1	
		3	2	1	是正処置報告書　□要　□不要

打合せ事項：

図7.6 顧客満足度の向上
フードサービス業の顧客ニーズの推移

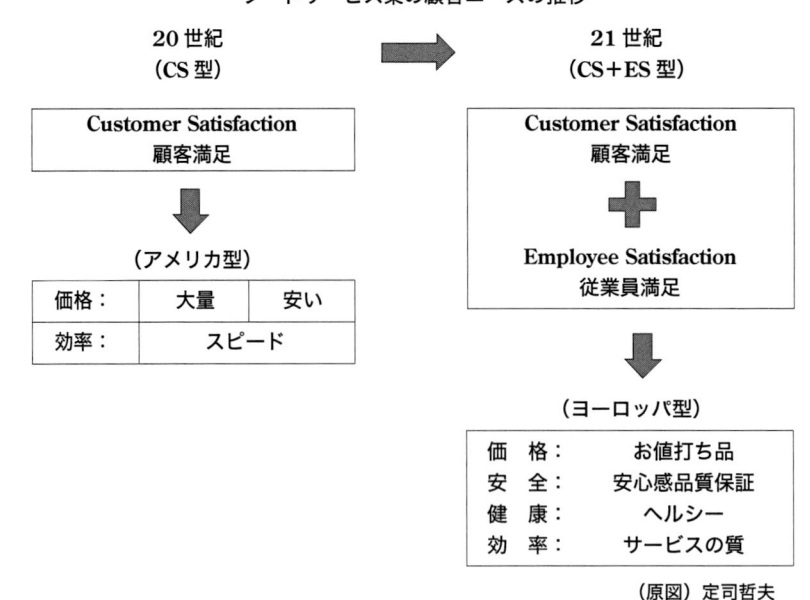

```
      20世紀                           21世紀
      （CS型）                        （CS＋ES型）

┌──────────────────┐        ┌──────────────────┐
│ Customer Satisfaction │        │ Customer Satisfaction │
│      顧客満足      │        │      顧客満足      │
└──────────────────┘        └──────────────────┘
         ↓                            ＋
    （アメリカ型）              ┌──────────────────┐
┌──────┬──────┬──────┐       │ Employee Satisfaction │
│価格： │ 大量 │ 安い │       │      従業員満足      │
├──────┼──────┴──────┤       └──────────────────┘
│効率： │   スピード   │                ↓
└──────┴─────────────┘           （ヨーロッパ型）
                            ┌──────┬────────────────┐
                            │価格：│   お値打ち品   │
                            │安全：│  安心感品質保証 │
                            │健康：│    ヘルシー    │
                            │効率：│   サービスの質 │
                            └──────┴────────────────┘
```
（原図）定司哲夫

品質・サービスなどを向上させることが、信頼を増し評判を高め、利用者の固定化となり、リピーターを増やすことにつながる。

　顧客満足度調査は、給食委員会などの機関を通じた調査で、評価を「良い」「普通」「悪い」の3段階評価で点数化して行い、合計点数で総合評価を行う（**表7.4**）。

　これは、CK、SK、病院・施設側の三者が継続的に評価することが重要である。

　しかし、最も的確な調査は、ベットサイドを訪ね聞き取り調査を行うことである。アンケートでは分からない意見が聞き取り調査で具体的に判明することが多い。具体的な意見は、改善策を検討する際に非常に役立つ。

　顧客満足（CS）を向上させるには、給食従業員の満足を高めていくことが重要であると指摘されている（**図7.6**）。

　顧客満足と従業員の満足（ES）を高めるには、従業員の待遇（人事評価・配置・雇用条件・福利厚生など）の改善や、作業環境の整備を図り、教育訓練を行い徹底することが重要である。

　また、従業員のモラール（労働意欲・帰属意識）やモチベーション（やる気・動機づけ）をアップさせることが、より高度な顧客サービスの向上につながる。

7.2.3　給食委員会の設置

【給食委員会での情報収集のポイント】
給食委員会は、給食運営を円滑に進めるために、施設の管理者・喫食者の代表・給食運

営者の三者が定期的または必要に応じて集まり、意見の交換でコミュニケーションを深め、給食運営の改善などを協議するための機関である。

- 構成メンバー
    ① 病院の場合：病院医師・看護師・栄養士・患者代表
    ② 介護施設の場合：施設長・介護士・栄養士・利用者代表
- 開催
    ① 定期的（毎月・3か月・6か月）
    ② 不定期（問題発生時・必要に応じて）
- 主な協議内容
    ① 献立（予定献立・新献立・行事食・イベント食等）に関する事項
    ② 食費の改定に関する事項
    ③ 給食方法（運営形態や施設改善）
    ④ 給食内容（食事の品質・サービス・食環境）の事項
    ⑤ 安全・衛生管理に関する検討ならびに各種調査に関する事項
    ⑥ 栄養改善・健康教育など給食関係の行事に関する事項
    ⑦ 喫食者の苦情処理に関する事項
- 主な役割とメリット
    ① 喫食者の利用状況や苦情・提案など、情報が収集ができる。
    ② 喫食者とコミュニケーションを深めることができる。
    ③ 運営手法・プロセス・システムなどの改善や給食のレベルアップが図れる。

（『給食マネジメント論』より：佐藤修三氏）

7.2.4　サテライトキッチン巡回指導

　CKの巡回指導対象となる顧客には、大まかに言って通所施設などへの配食に多い「料理のみ販売」するケースと、病院や大きな介護施設等での「SK作業まで請け負う委託契約」がある。

　「料理のみ販売」するケースは、SK側の作業要員は病院・介護施設側で対応することになり人事問題などは発生しないが、衛生管理や食事提供の仕方などでは、作業要員が異動するケースが多く、再加熱方法や提供の仕方などが大きく変更され、問題となるケースもあり、巡回指導を定期的に行うことが重要となっている。

　指導には、表7.2の顧客管理表を活用し指導チェックを行うと良い。

　SK作業を委託契約している場合は、表7.2の用紙で定期的に巡回指導チェックを次の事項について巡回指導員が行う。

(1) 事業所支援

巡回指導員は、販売促進（病院・介護施設の新規事業展開情報）やSK人的関連（休暇・欠員・採用・解雇）と作業環境等をチェックし、SK事業所長と協議し確認しながら課題を明確にする。

(2) 採算管理

巡回指導員は、SKの採算管理について、各SK損益計算書をつくり、対予算比・対前年同月比などの資料を作成する。その数値により客観的な問題点を明確にし、売上げや管理費（人件費・経費など）の検討を行う。

(3) 施設管理・衛生管理

巡回指導員は、検収の記録や衛生管理・配送記録表（配送時の食材温度チェックなど）・冷蔵庫温度記録・その他、給食施設に関連する食器・再加熱機器・厨房器機や給排水などのチェックと施設側の聞き取りを含め、指導対応することが求められる。

(4) 専門指導管理

巡回指導員は、巡回チェックをする中で、SK所長と協議し、必要に応じて栄養指導や盛付けの指導、接客サービスの指導を受けるため、CK本部へ専門指導管理者の派遣を要請することが重要である。

（参考・引用文献：『給食マネージメント論』第一出版）

7.3 経理管理業務と分析

7.3.1 経理公開の視点

経理の公開は、一般的には法人の決算結果等を株主や債権者をはじめとする外部に対して公開するものであるが、CKまたはSKの事業成績などの業績結果を企業外部に公開している例は、CK単独事業体を別にすればあまり見られない。

しかし、CKやSKの管理責任者や従業員に対して、事業方針や業績結果、経理内容などの必要な情報を提供することは、経営の見える化をはかる上で重要なことである。

従業員に対して経営内容を公開することは、CKまたはSKの運営に対する参加意識や責任意識を持ってもらえることになり、経営改善や業務改善に対して積極的な意見が出やすくなるメリットがある。

CK及びSKの管理責任者や従業員が自らの職場に誇りを持ち、活き活きと仕事に励むためにも、次の視点からの取り組みが求められる。

① 経営状況を分かりやすく正しく示すことである。（分かりやすい決算書）
② 責任と権限を明確にし、役割を与えることである。（分権管理）
③ 生産計画や利益目標などをみんなで決めることである。（予算管理）
④ 業務改善や目標達成にみんなで取り組むことである。（自主的な労働参加）

(1) 分かりやすい決算書

ここでいう決算書とは、食事の生産から盛付け配膳に至るすべての給食経営活動を金額で把握し、損益計算書及び貸借対照表によって経営状況を分かりやすく報告するものである。

損益計算書とは、一定期間（1か月、四半期、半期、1年）の経営成績を表すものであり、収益と費用をその内訳別に表示し、結果としての損益を表示している。

貸借対照表とは、決算を行った時点（月末、期末）の財政状態を表示するものであり、借方（資金の源泉）と貸方（資金の使途）に分けて表している。

決算書は、CK事業、SK事業としてそれぞれの事業区分ごとに作成することが必要である。

(2) セントラルキッチン、サテライトキッチンの損益計算（収支計算）

損益計算の内容については、第3章で触れられているので、ここではCK及びSKにおける損益計算の考え方について述べる。

CKがSK業務を含めた給食の一括受託をした場合であっても、それぞれのSKとCKを区分して損益計算を行うことが必要である。

SK業務を含めた一括受託におけるSKの損益計算の内容は、次のとおりである。
① 給食受託収益＝病院等から支払われる給食委託契約に基づく食事の料金（単価×食数）
② 材料費＝CKに発注する病院食・介護食等の費用及び直納される米・乳製品等の費用
③ 人件費＝SKに所属する従業員の給与、賞与、退職金、通勤費、法定福利費などの費用
④ 諸経費＝消耗品、衛生材料、SK業務運営に関わるその他の費用
　　　　　貸与されている施設設備に関わる費用（水道光熱費他）は病院側の負担が通常
⑤ 利　益＝①から②③④を差し引いた残額

CKの損益計算の内容は、次のとおりである。
① CKの収益＝SKに調理済み食事を提供する給食売上収益、デイケア食や在宅配食

その他の食事の食品販売収益など
② CKの費用＝材料費、人件費、諸経費（水道光熱費・衛生材料費・消耗品費・通信費・他）、減価償却費などがある。
③ CKの利益＝収益から費用を差し引いたものが利益

(3) 分権管理

CK運営、SK運営に関わる事業計画、予算作成、利益目標などは、それぞれの事業区分ごとに作成することとし、管理責任者の権限と責任において、全従業員の知恵と力に依存して作り上げることが求められる。

また、業務執行における管理責任者、中間職責者、各部署担当者に関わる権限を明確にし、必要な決済権限を与えることが重要であり、権限の移譲なくして責任の遂行は期待できないと言える。

(4) 予算管理と目標達成

事業計画と予算目標などが経営主体となる法人本部や本社で作成され、日常の経理処理や決算書作成も本部または本社が作成し、CKやSKの管理責任者や従業員に知らされていないところが多くみられる。

収益の基本となる食数計画や営業計画、食材仕入費、人件費、一般管理費などの費用については、実際に現場で仕事をしている従業員がもっとも中味を知っているとも言える訳であり、いかに費用を削減するかについては従業員の意識的な取り組みが必須と言える。

給食事業においては、注文のあった食数と仕入食材数、生産した食数、提供した食数にかなりの差異が発生しており、食材の廃棄、食事の廃棄などによるロスが多額に上っている。これらはシステム構築の見直しも必要であるが、従業員の意識的な取り組みによりかなりの改善をはかることも可能である。

管理責任者、職責者を中心に全従業員に依拠して業務目標や予算数値を検討することにより、自らの仕事の課題が明確となり、達成した時には仕事の喜びを感ずることとなり、また次の仕事への意欲に繋がっていくものである。

7.3.2 顧客別の契約内容

給食事業の顧客である病院と介護施設では、給食受託単価の基礎となる診療報酬と介護保険自費徴収などの差があるため、給食の受託単価及び食事提供内容にかなりの違いがある。病院食の診療報酬では、普通食の場合1食640円、1日1,920円となっているが、介護施設では食事代として1食500〜700円、1日1,500〜2,100円を徴収している。

病院及び介護施設が自前で給食を作製提供している栄養部門は、上記の食事報酬と各種

加算及び栄養指導料を収益として部門別損益計算を行うことになるが、大半の栄養部門が赤字部門となっている。

栄養部門の赤字を解消する方策として給食業務の外部業者委託が急速に進み、病院においては73％の栄養部門が外部委託になっている。その結果、給食受託業者間の価格引下げ競争が激化し、1日3食の提供価格が800～1,000円という状況も現れ、衛生管理上の安全安心と美味しさなどの品質が担保されない問題も発生している。

これからのCKにおける給食業務の受託契約においては、病院食、介護食、デイケア食、在宅配食などの顧客が求める要望に基づいて、提供する食事内容を区分し詳細項目を明確にして契約することが必要である。

7.4 配送管理業務

配送については、患者給食の衛生管理と安全性を第一義とした配送システムの構築をはかることが重要である。CKの製品出荷からSKのチルド庫納品までの徹底した温度管理と異物混入防止が大事で、車両の運行管理、庫内温度管理、清掃基準、配送員の教育と健康管理などを確立することが必要である。配送時の食品温度は、チルド食品については中心温度3℃以下、フリーズ食品については中心温度－18℃以下で配送すること。

配送業務の実施は、CKで低温配送車を購入しCK従業員が配送する自前方式と、低温配送専門業者に専用車両の配置と専任配送員の配属をさせる委託方式がある。自前で行う場合は、車両の故障や事故、車検時などの代車確保を決めておくことと、配送員の病気等による急な欠員の代替配送員の確保を決めておくことが大切である。

車両運行管理では、配送コースとタイムスケジュールの作成確認、低温専用車両の走行記録及び庫内温度記録の管理が条件となる。また、専用車両の車種は建設工事の着工前に確定し、建物の厨房床レベルとの高さ一致をはかることと、環境対策規制によるアイドリング禁止条例等の関係で、CK出荷待機時の冷蔵電源の外部確保が建物工事で必要となる。

配送業務を委託する場合は、次のような選定基準を満たす業者であることが望ましい。

ア．食品（給食）の低温配送業務の実績を有し、物流品質基準などを整備している業者
イ．物流網を構築し、低温保管倉庫を保有し、情報処理などの物流対応能力がある業者
ウ．ドライ配送、チルド配送、フローズン配送など、各温度帯での配送ができる業者
エ．低温車両の予備車両を有し、運転手の予備要員を確保できている業者
オ．車両は2～4t低温配送車、収納パワーゲート、スタンバイ装置などの機能を具備
カ．車両庫内に温度センサーがあり、配送時間帯の温度記録を必要都度提出できること
キ．運行管理システムを搭載し、位置、状態、温度等の情報を無線網で把握できること
ク．標準貨物自動車利用運送約款、冷蔵倉庫寄託約款などに基づく契約ができること

配送運行計画は、CKからSKまでの距離と時間の確認を実走で行い、SKへの配送予定時間を確定することが大事である。SKでは、製品納品時の検収業務を作業タイムスケジュールに組み、検収担当者を確定しておくこと。また、SKの搬入口から厨房のチルド庫までの搬送ルートの確認とあわせて、廊下やエレベーターなどの使用条件を施設管理者と協議確認することが大切である。搬入口の広さや段差に不具合がある場合は、配送開始前に手立てを打っておくことが必要である。

　CKからSKへの配送方法は、料理を入れたホテルパンのまま蓋付きフレックスカートに入れて運ぶバルク配送方式、料理を真空パックして梱包材に入れて運ぶ方式などがある。バルク配送は料理の積み替えやパック包装の手間がなく、衛生管理上も良い。真空パック包装による配送は、ワンウェイや遠方の配送先に適するが、パック作業の人件費、パック費用がかかるので使い分けが求められる。

　給食の配送基準、配送車両の清掃マニュアルを具備し、配送員の衛生管理教育、健康診断、検便検査を実施し、配送業務日報、温度記録表などの記録提出と保管が必要である。

　また、配送遅延、交通事故、食材汚染などの配送トラブルの対応基準を作成することと、SK施設内の搬送における建物設備の破損、患者への対人障害などの対応基準を作成すること及び損害賠償も明確にすることが必要である。

（川口　靖夫）

第8章　セントラルキッチン及びサテライトの事例

8.1　みやぎセントラルキッチンとサテライト

（施設概要）
－所 在 地：宮城県宮城郡利府町しらかし台6丁目3－6
－敷地面積：3483.8 m^2
－延床面積：2222.03 m^2
－厨房面積：1193.45 m^2
－建物構造：鉄骨造
－竣工年月：2003年4月
－設計最大生産食数：6,000食/日　　＊8時間＝1日として

8.1.1　建設を決定するまでの経緯

　セントラルキッチン（CK）の検討は、法人の経営悪化がきっかけとなり、部門別に経営分析を行ったことから始まった。1997年に消費税が3%から5%になり、病院は消費税を点数に転嫁できないことから材料費のかかる部門が大きな負担増となった。給食部門は、診療報酬引下げの影響もあり、部門損益では15%を超える赤字部門になっていた。
　そこで法人グループの全体（4病院1診療所）の給食施設調査（経営・労働環境・衛生環境）を行った。
【CK建設前：各病院給食部門調査結果】
① 150床以下の中小規模ほど赤字幅が大きい状況であった。
② 経営的な最大の問題として、人件費が収入比65%を超えFL比率が95%であった。
③ 人件費が過大となった要因は、増床と食数増への対応が、大量調理機器の導入や調理技術の革新ではなく、調理スタッフの増員のみであったことが、大きな要因であった。
④ 経営者は、医療・診療優先であり、給食職場の管理は管理栄養士任せであった。
⑤ 調査により、経営より労働環境・衛生管理が大きな問題としてクローズアップされた。
⑥ 厨房は、給気排気のバランスが悪く、温度湿度が高い状態であった。
⑦ 厨房内は、40℃を超える環境で労働環境が悪かった。

⑧　調理作業は早朝から長時間労働であり、休暇もとれない状況であった。
⑨　病院厨房は、ほとんどが地下厨房であり、悪臭が抜けず厨房環境としてはふさわしくなかった。
⑩　同一法人の病院献立と材料管理等が統一されず、合理性を欠くものであった。

このような状況からCK検討が始まったが、経営状況も悪く診療報酬が上がる見込みがないことから、経営に不安を持つ職員が多く、CK建設の合意形成は1年を要した。

8.1.2　準 備 の 過 程

CK検討で最も重視した取り組みは、「CKやHACCP施設見学研修」である。これには、給食部門に関わる法人の全職員が参加し、約1年間を掛けてHACCP施設や先進的な給食センター等の見学研修を行った。

多くの職員が厨房作業環境の「立遅れ」を痛感し、「HACCPとクックチル・大量調理の安全性」を担保することの重要性を認識した。その後、参考になる施設の見学研修を重ね、「脱皮と転換そして挑戦」を合い言葉に、CK建設を全職員一致で決定した。

CKの基本計画には2年間を費やし、着工1年前には、経営陣から法人の常務理事、栄養管理部門の責任者、そして調理部門の責任者の3名が専任となり、CKを運営することとなったグループ内の薬局法人に移籍し建設準備をはじめた。法人理事会へ事業計画、建

図8.1　計画に当たっての基本事項の確認

いつ	建設スケジュール	●着工・年月・竣工年月　●工期
	運用スケジュール	●CK・SK全体運用スケジュール ●CK・SK内運用スケジュール ●作業員運用スケジュール
どこで	建設場所	●立地条件　●季節による条件　●インフラ
	施設内	●区画（衛生・工程）　●動線（交差・戻りの禁止）
誰が	立上げプロジェクトチーム	●チーム編成と役割
	実際運用者	●調理師・栄養士　●指導者　●職員　●パート
何を	生産品	●何を作る（種類） ●どのような状態で配送 （チルド・フローズン・バルク・トレイセット）
	生産量	●1日の生産量　●何をどれくらい作る ●稼動日数　●休日

設計画、経営計画、人的構成などを答申して執行した。

　CKの基本設計は、コンサルタントと厨房機器メーカーの力を借りてすることとなった。厨房機器のレイアウトの際には、自法人の集会所を半年間借り切り、スチームコンベクションオーブンなどの機器について実物大に切り取った新聞紙を床に貼り、配置と作業フローチャートのチェックを行った。

　美味しいクックチル調理作りを目指すことを目標に、CK開始半年前から病院内にテストキッチンを作り、職員食堂でクックチルした料理を提供しながらレシピ構築をしていった。また、このテストキッチンでは、衛生管理マニュアルはじめCK運営に必要なマニュアルづくりも行った。

　上記についての展開図が**図8.1**である。

8.1.3　生産計画とシステム・厨房設計の概要

設計における基本的な必要項目は以下のとおりである。

① 目標生産食数5,000食/日、週6日稼働（日曜休み）。
② HACCP概念に基づいた設計、設備を導入。
③ クックチル調理システムを導入。
④ オール電化厨房。
⑤ 室内空調はLPG（プロパンガス）。
⑥ 災害時を想定したLPG炊飯器などを設備し食材の備蓄も行った。
⑦ 将来、販路が拡大した場合を想定し、材料入荷スペースと出荷スペースを拡大できる建て方や給排水配管と電気配線を行った。
⑧ サテライトとなる病院では再加熱カートを使用した。

　厨房設計4か月、建物・設備の基本設計2か月、実施設計3か月の合計9か月を費やし、建設は8か月かかり、完成し事業を開始することとなった。（完成図面　**図8.2**を参照。）

8.1.4　今後、計画する人たちへの助言

経験から強く感じることをまとめると、

① CKにはいろいろな運営形態があり、是非、数多くのCK見学研修を行い、セミナー参加などで知見をひろめること。
② 決して建物から考えないこと。献立と生産食数を基本にして、将来、事業拡大に対応できる設計を行い、食数が増えても人員を増やさずに対応できる合理的なシステムを計画すること。
③ 時間を十分にかけて、しっかり検討してから事業計画を立てること。
④ CK建設の目的は「安全な食事を美味しく作る」こと。

図 8.2

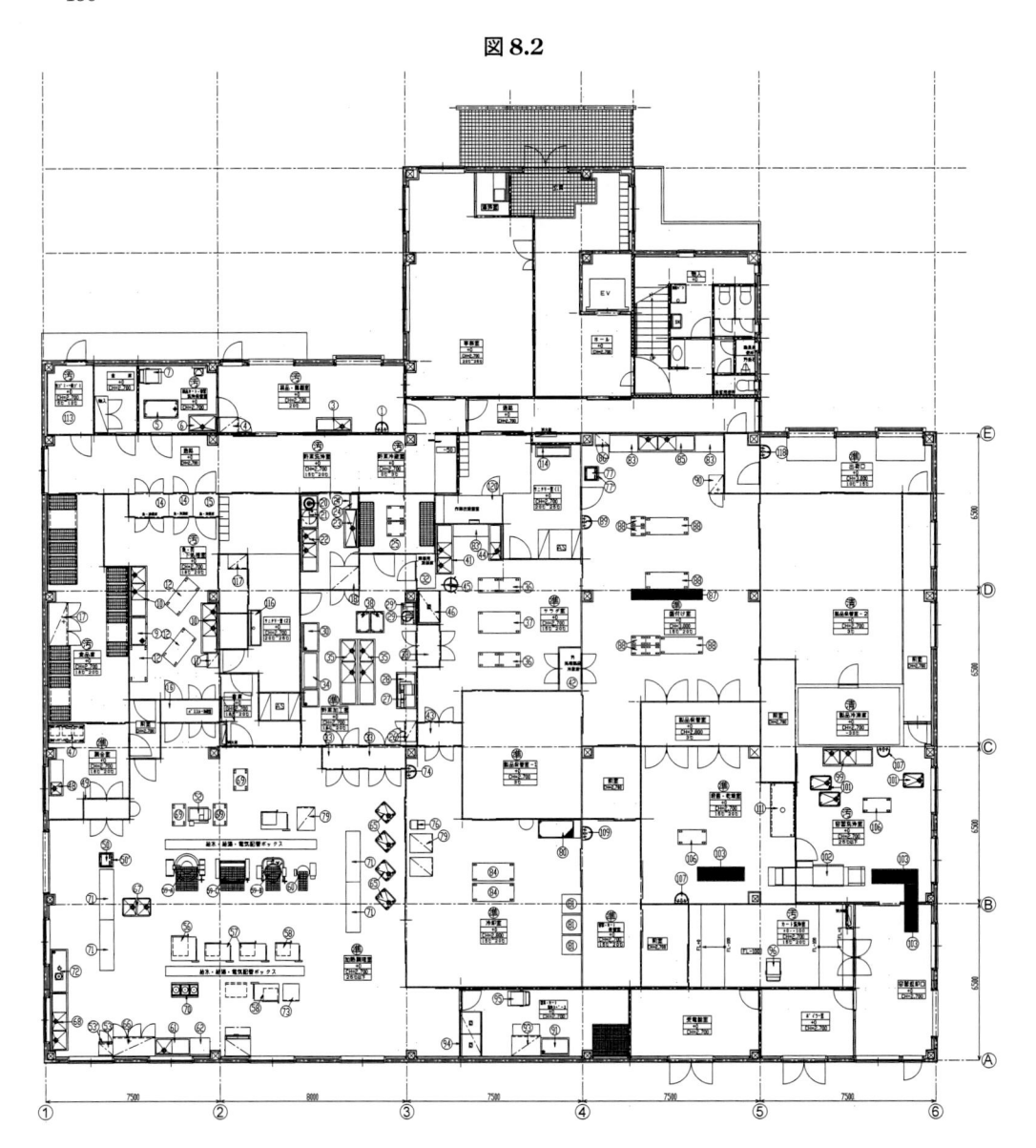

⑤ 業務用厨房は「火傷などによるキケン」「キツイ」「キタナイ」の3Kと呼ばれ、作業者はとりわけ快適性が重要である。
⑥ 衛生環境や労働環境などは、HACCPやドイツの基準（厨房作業場内の建築や作業環境を維持するための各種数値基準が明確に示されている）を学びながら建設計画をした。
⑦ 備蓄やネットワークなど、災害対応もしっかり構築すること。
⑧ 事業を成功させることは単純ではない、集団的団結が基本である。
⑨ CKの成功は、全職員の団結と職員1人1人がどれだけ能力を蓄積し発揮できるかが重要である。

第 8 章 セントラルキッチン及びサテライトの事例

⑩ 特に CK は販路を拡大することが重要であるが、拡大に伴う単なる人員増では付加価値は生まれない。継続的な経営の発展は、無駄をなくしいかに効率的に付加価値を上げる作業に改善し、ブラッシュアップすることができるかにかかっている。

8.1.5 サテライトについて

配送は宮城県内であれば CK 所有の冷蔵車によるバルク配送であるが、県外のサテライトには物流便を利用している。

1) 坂総合病院、380 床

この病院は、みやぎセントラルキッチンのグループの病院であり、CK 活用とクックチル配食が前提で建設された厨房である。配膳方式は、中央配膳方式で、CK からバルクで搬入され調理済みの料理を食器に盛り付け、再加熱カートで加熱し提供する。

特徴として、個別対応食が多いことと、在院日数が短いことから再加熱カートは最適である。

また、事前盛付けが可能となり、作業が平準化することで人件費が大幅に軽減すること、クックサーブでは得られなかった温かい状態で食事提供ができ、満足度も向上し大きな成果であった。

2) 社会福祉法人　宮城厚生福祉会「介護老人福祉施設　十符・風の音」

特別養護老人ホーム 50 床、ショートステイ 20 床（8 ユニット）、デイサービス 30 人

この施設は、みやぎセントラルキッチンのグループの施設であり、建設前から食事サービスの在り方を研究し、CK とクックチルを利用することを前提に建設され、ユニット配食することで厨房も重装備せず建築設計をした。

中央配膳方式ではなく、各ユニットの介護スタッフが、ご飯を炊き、味噌汁をつくり、おかずは CK の調理済みの料理を電子レンジで再加熱し提供するユニット配食のシステムである。

【食事サービスの特徴】

① 食事は、主食もご飯だけではなく、麺やパンなど自由に選択できる。
② 例えば、昼食が、天ぷらにご飯・味噌汁の料理が準備されていた場合、「ご飯ではなく"天ぷらそば"にして欲しい」と要望があれば、"天ぷらそば"が提供される。
③ ご飯も、かため・やわらかめ・お粥などが作られており、1 人 1 人のニーズに対応した食事サービスを行っている。

写真 8.1　ユニットでの食事準備風景

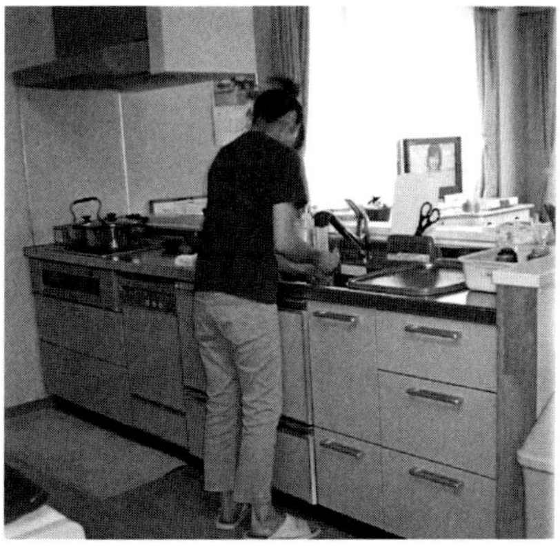

（社会福祉法人　宮城厚生福祉会「介護老人福祉施設　十符・風の音」）

この施設の食事提供は、各入所者には「できるだけ家庭と同様に生活や食事ができること」を目指しており、利用者からは、できたての料理が提供され、家庭と同様にゆったりとした食事対応であるとの評価を得ている。

3) 社会福祉法人　常盤福祉会「特別養護老人ホーム　第二常盤園」80床

ユニットケア（40床個室棟＋40床個室的多床室棟）

建設を検討するにあたり、法人理事長はじめ理事会がCKを見学し、配食システムを決定した。この施設は、特養建設の設計者を決定するため設計コンペを実施し、その設計条件としてユニット配食システムがあり、主厨房面積は9.9坪と極めて小規模で作り上げることができ、厨房建設費を大幅に削減することができた。

【食事サービスの特徴】

① 上記の「特養　風の音」と異なる点は、再加熱をスチームコンベクションオーブンで行っている点である。

② 食事時間は、同一時間帯に提供する仕組みとなっており、各ユニットの介護スタッフが、ご飯を炊き、味噌汁をつくり、おかずはスチームコンベクションオーブンで再加熱し、食器に盛り付け提供するシステムで行っている。

③ 東日本大震災では、1ユニット10人で構成していた施設であったが、被災した老人施設から一気に入居者が増加し、1ユニットが30人となった。しかし、各ユニットに1台ずつスチームコンベクションオーブンが設置されていたことで、各ユニットに家庭用冷蔵庫を1台ずつ増やすだけで対応できた。

クックチルでの食事提供は、個別性の高い特養ユニットや災害時における対応での食事サービスにも効果が発揮でき、極めて順応性と生産性の高いシステムともいえる。

（吉田　雄次）

8.2　ベルキッチンとサテライト

（施設概要）

－所 在 地：大阪府堺市西区菱木1丁目2343番9

－敷地面積：4,796 m²

－延床面積：2,885 m²

－厨房面積：2,309 m²

－建物構造：鉄骨造2階建

－竣工年月：2003年12月

－設計最大生産食数：10,000食/日

－提供先サテライト：急性期病院5か所、療養型病院1か所、介護老人保健施設3か所、

特別養護老人ホーム3か所、デイサービス2か所
＊2012年6月時点のサテライト

8.2.1　建設を決定するまでの経緯

　開設の契機となったのは、1996年に堺市で発生したO157の集団食中毒である。当法人のベルランド総合病院には治療の拠点病院の1つとして、多数の患者が搬送された。廊下で泣き叫びながら診察を待つ患者の惨状を目の当たりにし、改めて集団食中毒の恐ろしさを痛感した。そして、クックサーブへの安全性に対する疑問が生じた。病床数の多い病院では、どうしても時間管理が難しく、適切な温度管理がなされていない場合は、菌の増殖につながる。どのようにすれば、より安全に大量調理をすることができるかを検討した結果、食材の保管を安全なチルド状態で行うクックチル・再加熱カート方式を導入することになった。

　この結論に至るまでは、当時の理事長、病院長、法人本部事務局長、栄養科長が安心・安全な食事を提供するための議論を重ねている。議論の中で安心・安全な食事の提供だけでなく病院の厨房レス化による未来型厨房を実現することも目標となり、また、各施設における厨房の老朽化も課題であったため、各施設の厨房を集約するセントラルキッチン化が計画されることになった。準備期間中に全施設の食事箋（しょくじせん）を病態別より成分別へ変更し、食事箋の統一を行った。食事箋の統一により各施設の献立も見直しを行い、献立内容の統一化を行うことで使用食材の一括購入も実施した。

　2002年2月には、法人内にセントラルキッチンプロジェクトチームが発足した。チームメンバーは栄養士、調理師、購買担当、事務担当で構成された。セントラルキッチンプロジェクトチーム発足時に次の目標を掲げ、法人全体の協力の下、計画が進められた。

① HACCPの導入によって安全性の高い食事の提供を行う。
② 合理的な設備設計によって職場環境の向上を図る。
③ 一括調理、新調理システム、調理設備、盛付け方法等の研究によって効率的な食事の提供を図る。
④ 法人外施設への販売拡大のためのマーケティングと広報を目指す。

8.2.2　準備の過程と生産開始後の進化

　準備の過程において、一番労力を要したのは、献立内容の見直しと新しい給食ソフトへの切り替えに伴う登録作業である。CKでは、病院、老健、特養、保育所など食事内容の異なる施設への食事を一括管理するために膨大な量の献立の見直しと登録作業が必要であった。

　献立内容の見直しのための会議を月2回程度行い、従来のクックサーブのメニューから

クックチル向けのメニューの選定や新規メニューの開発を行った。

　CK化に合わせて、給食ソフトの入れ替えを行ったために献立の登録や各種情報の入力が必要となった。また、当法人での運用に合わせた給食ソフトのカスタマイズも実施した。

　CKにおける厨房機器の選定は、それぞれの機器を個別に行った。加熱・冷却機器のスチームコンベクションオーブン、ブラストチラーについては、各メーカーのテストキッチンに出向き加熱・冷却テストを行い最も仕上がり具合の良い機種を選定した。

　再加熱での仕上がりに懸念のあった炊飯機については各社での炊飯テストの結果、含有水分率の最も優れていた飽和蒸気で加熱・炊飯を行う蒸気式連続炊飯機を採用することにより再加熱での懸念事項を解消した。

　洗浄機器については、当時国内製品では未だ発売されていなかった給水・給湯使用量を大幅に削減可能で高効率の洗浄機を採用した。

　再加熱カートは、熱風式、温熱板方式、IH方式それぞれのメリット・デメリットを考慮した結果、当法人は熱風式の再加熱カートを選択した。熱風式の再加熱カートを導入することにより温側で使用する食器開発も食器メーカーと共同で取り組んだ。共同開発した食器数点は、特許登録や意匠登録を行っている。

　プロジェクトチームの各種委員会では、CKの運用方法や作業手順、ISO 9001やHACCPシステムの構築、職員への教育訓練、作業環境に合わせた制服や靴の選定、物品の購入手配などを検討し、取決めを行った。

　当時、日本国内に同規模の病院食を手掛けるCKがなかったためにフランスにあるCK及びサテライトの病院の視察も行った。調理師は、研修のため外部のテストキッチンを使用して試作・試食を繰り返し行い、新調理に精通するシェフの下での研修も実施した。

　前項で挙げた4つのセントラルキッチン開設の目的について準備したことを説明する。

1) HACCPの導入によって安全性の高い食事の提供を行う

　入院患者や高齢者施設の入所者といった抵抗力が弱くなっている人の食事の安全性確保は最重要課題である。院外調理ではHACCPによる衛生管理が必須条件であり、ベルキッチンでは、HACCPの7原則12手順に則り、HACCPチームを編成し、原材料の受入れから調理された食品が工場を出発するまでの工程における危害を摘出し、危害の分析および危害の管理方法の検討を行った。加熱調理工程では、『大量調理施設衛生管理マニュアル』記載の基準である中心温度75℃1分間以上（二枚貝等ノロウイルス汚染のおそれのある食品の場合は85℃1分間以上）と同等の基準を設けている。冷却工程では、イギリスのクックチルガイドラインを参考に加熱調理後30分以内に冷却を開始し、90分以内に中心温度3℃以下まで冷却を行っている。また、HACCPと同時に品質マネジメントシステムであるISO 9001の認証を同時取得することで、安全性を常に向上させ、また第三者の評価を毎年受けることで透明性を追求している。

2) 合理的な設備設計によって職場環境の向上を図る

ベルキッチンの工場内はクリーン度により清潔区域、準清潔区域、汚染区域の3区域に分かれている。十分な加熱により菌が死滅している食事に、下処理作業をしていて菌が手に付着している作業員が触れたりする危険を避けるためである。

また、清潔区域から汚染区域、工場外に向かって空気が流れるような空調システム「陽圧制御システム」が採用されている。このシステムにより、外の空気は工場内に入ることができないようになっている。空気のクリーン度も管理されており、食器への盛付け等を行う部屋ではクラス10万（1立方フィートの容積にある直径0.1〜0.5 μmレベル以上の塵の数が10万個以下）に管理されている。

調理室の天井にぶらさがっていたダクトも「天井一体型厨房用換気システム」を採用することによって、排気フードのないすっきりした空間と、年間を通して室内温度25℃以下、湿度80％以下の快適な調理室環境を実現している。

3) 一括調理、新調理システム、調理設備、盛付け方法等の研究によって安全で効率的な食事の提供を図る

加熱調理はスチームコンベクションオーブンを中心に行う。専用トロリーに20枚のホテルパンをセットすることが可能なタイプを導入して、焼き魚の場合は1回の加熱工程で約400食を調理することが可能である。加熱調理された食材は専用のトロリーのままブラストチラーで急速冷却を行うため、衛生的かつ迅速な作業が可能になる。冷却された調理済み食品は、チルドバンク室でチルド保管され、盛付けを行う際も低温管理（8℃）された盛付室で、食品の温度上昇を最小限に抑えるように作業している。盛付けされた食品は、チルドバンク室で一時保管され、盛付室でトレイメイク作業が行われる。インサートカートと呼ばれる専用のカートにセットされた食事は、トラックで各施設に配送されるまでの間、カート冷蔵室（3℃）で保管される。出荷時間になると専用の保冷車により3℃で配送される。受入れ施設では、トラック到着前に予め、インサートカートが収容される箱型のシャトルをステーションと呼ばれる本体にドッキングし、シャトル庫内を冷蔵状態で待機しておく。配送されたインサートカート（食事入り）は、すぐにステーションにセットされ、再加熱までの間、チルド状態が保たれる。再加熱カートは、タイマー設定された時刻になると温側に120℃の熱風が吹き出し、冷蔵されていた食事が中心温度75℃以上にまで加熱される。もちろん、冷側は冷やされた状態のままである。温冷配膳車では難しかった熱々の食事を提供することが、この再加熱カートを使用することにより実現する。

また、通常この再加熱カートでは1人1人の患者や入所者用にトレイの上へ食器が載った状態で加熱するが、「豚の角煮10食分」といった大皿等をそのまま加熱することも可能であるためにバイキング形式での食事にも対応できる。

4) 法人外施設への販売拡大のためにマーケティングと広報を目指す

　開設当時の法人内の食数は1日当たりの最大が約4,500食であったが、ベルキッチンの生産規模は1日当たり10,000食の計画とした。社会医療法人生長会は2002年9月に特別医療法人として認可を受けており、販売を行うことを計画していた。販売先として法人外の病院や高齢者施設、デイケア・デイサービス、在宅介護向け等があげられる。現在（2012年6月）は、法人関連施設だけでなく他法人の病院やデイサービスへの食事配送（1日約1,500食）を行っている。

8.2.3　設計の概要

以下の事項を設計時の基本的要件とした。
・病院・福祉施設給食の一括調理施設であり、HACCPの衛生管理を導入し、調理・盛付け・配送及び食器洗浄までを一括して行う施設とする。
・トレイメイクが完了した再加熱カートのインサート配送とバルク配送の併用とする。
・施設内動線を食材・人共に一方通行とし、動線上での交差汚染を防ぐ設計とする。

写真 8.2　ベルキッチン外観

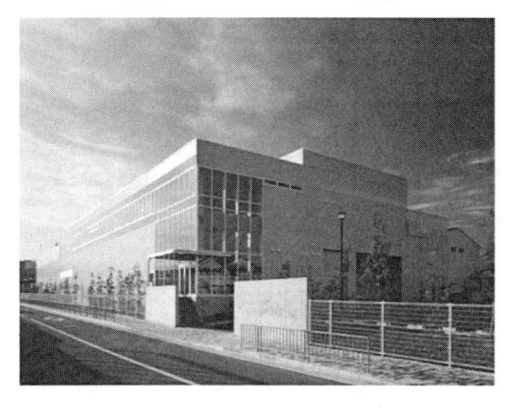

写真 8.3　検品室

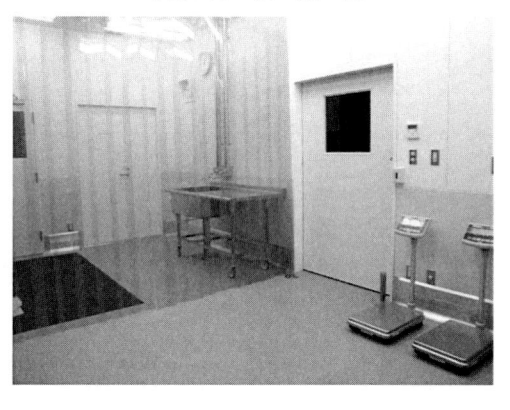

写真 8.4　下処理室

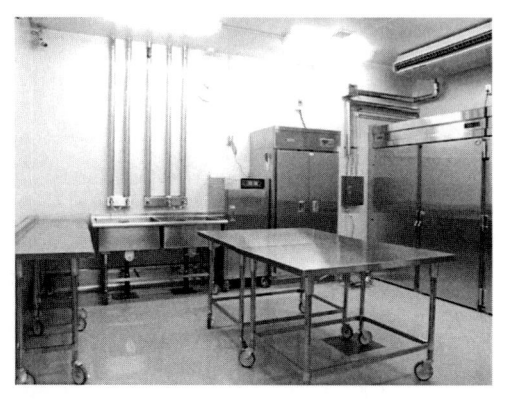

第 8 章　セントラルキッチン及びサテライトの事例

写真 8.5　加熱調理室

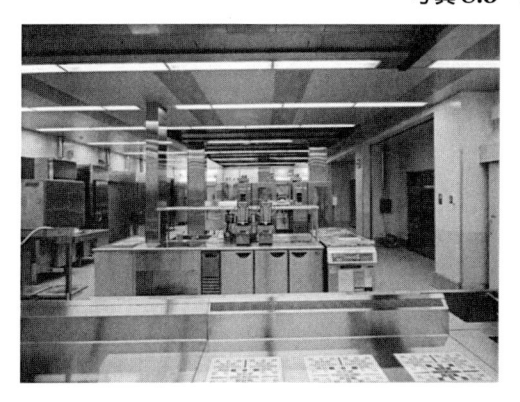

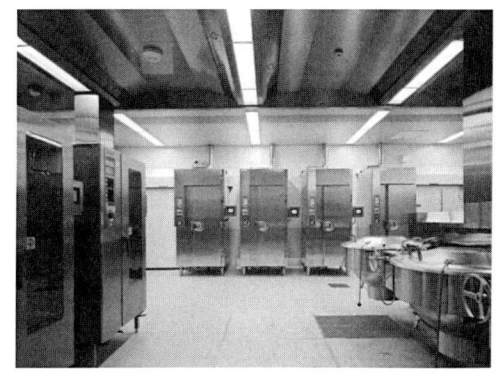

写真 8.6　チルドバンク室　　**写真 8.7**　盛 付 室

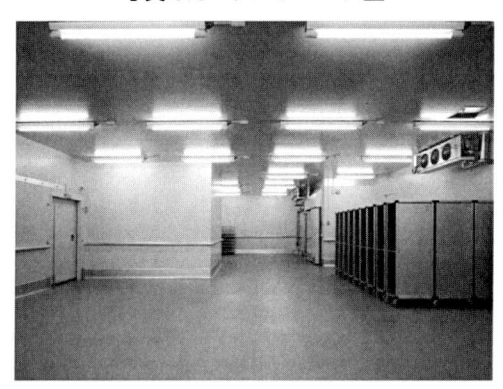

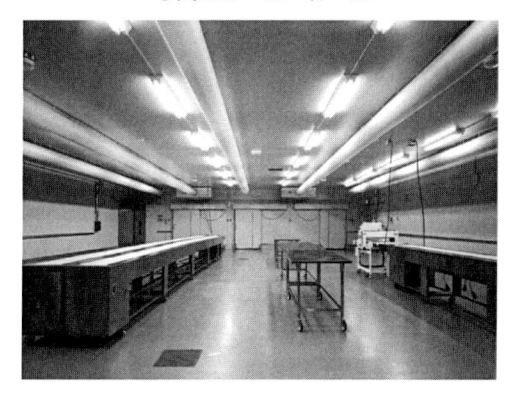

写真 8.8　カート冷蔵庫

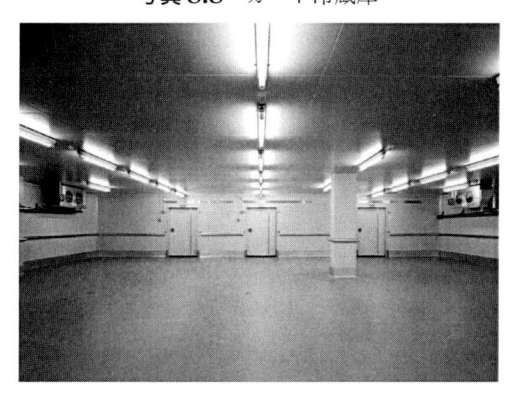

・生産能力は、稼働時 6,000 食/日とし、最大能力 10,000 食/日に対応するよう設計する。
・稼働時間は、最長 18 時間/日（6：00〜24：00）とする。

8.2.4 各域面積とレイアウトについて

レイアウト、主要機器、各域面積については**図8.3**および**表8.2**を参照。

図8.3A　1階ゾーニング図

図8.3B　2階ゾーニング図

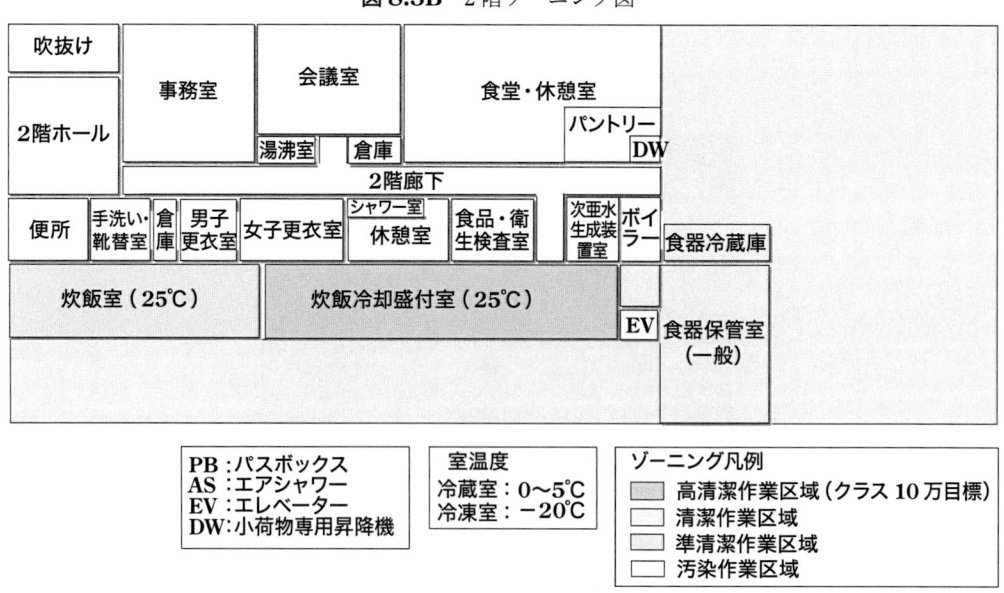

8.2.5　今後、計画する人たちへの助言

CK導入を成功させるには、計画段階より技術職（栄養士・調理師など）が積極的に関

第8章 セントラルキッチン及びサテライトの事例

表8.2 主要機器一覧

室名	面積
入荷・検品室	48 m²
納米庫	15 m²
野菜下処理室	18 m²
野菜カット室	22 m²
野菜冷蔵室	30 m²
野菜冷凍室	5 m²
肉類下処理室	18 m²
肉類冷蔵室	4 m²
肉類冷凍室	4 m²
魚類下処理室	18 m²
魚類冷蔵室	4 m²
魚類冷凍室	4 m²
ドライストレージ	40 m²
乳製品冷蔵室	2 m²
調味調合室	10 m²
調理室	184 m²
コールド調理室	11 m²
盛付室	234 m²
チルドバンク室	147 m²
カート冷蔵室	195 m²
器具洗浄室(1)	33 m²
器具洗浄室(2)	25 m²
カート洗浄室	32 m²
洗浄室	228 m²

ブルーゾーン		オレンジゾーン		グリーンゾーン	
器具洗浄機	1	スチームコンベクションオーブン20段	5	器具洗浄機	1
器具消毒保管庫	2	スチームコンベクションオーブン10段	1	ホテルパン消毒保管機	4
野菜洗浄機	1	ブラストチラー20段	8	パン洗浄機	1
器具消毒保管庫	2	ブラストチラー10段	1	器具消毒保管機	1
カートイン冷蔵庫	4	氷水冷却機	4	トラックイン消毒保管庫	8
トレイ返却コンベアー	1	氷温庫	1	真空包装機	2
ニュートレイバックシステム	1	製氷機	1	真空冷却機	2
かき揚げ式浸透槽	1	コールドテーブル	2	トレイメイクコンベアー	2
食器洗浄機	2	電磁調理器 3個口	2		
ホテルパン洗浄機	1	電磁調理器 1個口	2		
		器具消毒保管庫	2		
		真空包装機	1		
		ガス回転釜	2		
		自動揚物器	1		
		専用油濾過器	1		
		スチームジャケットケトル	1		
		ポンプフィルステーション	1		
		スライサー	1		
		蒸気炊飯機	1		
		脱水機	1		

与することが重要である。開設後の運用をスムーズに行うためには、実際に運用を行う技術職が中心となって、計画を推進する必要がある。クックチルによる効果を最大限に引き出すことにより、患者、入所者だけでなく、食事を作る栄養部門、そして経営陣まで関係者全てが満足するには、単にクックチルを導入しただけにならないように、真似ごとにしないために、様々な情報から正しいものを収集してシステムを構築する力が必要である。決して、効率化だけを優先すべきではない。後述の8.2.7項には、当施設の運用についてのノウハウを記述している。本書の内容が、今後CKを計画される法人・施設の成功の一助になれば幸いである。

8.2.6 配送およびサテライトについて

配送方法として、各施設へは配送（再加熱）カートを冷蔵車へ積載し配送を行う。各サテライトでは、配送されたカートを再加熱機器にセットし冷蔵状態を保ち、各施設の喫食時間に合わせたタイマー設定により再加熱を自動的に行う。

各サテライトには厨房設備を設けず、再加熱機器・カートのスペース、下膳カートのスペース、ミニキッチンを設けている。

サテライト例としては以下の2箇所を挙げる。

・府中病院　病床数：380床、再加熱カート：22台
　サテライトに改築前に343m^{2}を占めた厨房面積は、改築後には171m^{2}になった。
・サンガーデン府中（介護老人保健施設）　入所定員：120床、再加熱カート：11台
　サテライトに改築前に190m^{2}を占めた厨房面積は、改築後には86m^{2}になった。

8.2.7 絶え間なき進展を目指して

ベルキッチンは2012年、開設9年目を迎えている。開設当初の目的をより高いレベルで実現していくために様々な工夫を凝らし、継続的な改善を続けている。課題として、「安全性の維持・向上」「患者・入所者のニーズに対応した質の高い食事を提供」「効率化とコストダウン」に取り組んでいる。

以下に課題に対する具体的な取り組み内容について記述する。

(1) 安全性の維持・向上

ベルキッチンは、一般社団法人日本品質保証機構（以下JQA）よりISO 9001の認証登録とJQAが制定して審査登録に使用しているISO 9001－HACCPの適合証明を受けている。このシステムでは、HACCPシステムの弱点であるシステムの運用に関する取決めの少なさを、詳細な取決めがあるISO 9001により補うことが可能である。外部の審査機関による認証および適合証明を受けるメリットとして、対外的な信用を得ることの他に定期的な外部審査により内部審査では気が付かない問題点の改善につなげることができることがある。内部審査および外部審査で抽出された問題点は、ISO 9001の規格要求事項に基づき、是正処置を行う。また、HACCPを含めたマネジメントシステムの定期的な検証を実施することで、システムの弱点の強化や不要な管理手段を取り除くことができ、継続的に改善していくことが食事の安全性を高めることになる。我々、集団給食に携わるものにとって、食事の安全性は大前提であり、万が一にも食中毒事故が発生すれば事業の継続は困難となる。ベルキッチンでは、食品衛生法、大量調理施設衛生管理マニュアルなどの法令・法規はもちろんのこと、HACCPの管理基準を遵守し、食中毒事故の可能性を排除している。

従業員の教育訓練も食事の安全性向上に不可欠であるが、HACCPの手順には教育訓練は謳われていない。いくら完璧なシステムであっても作業員の教育訓練が行き届いておらず、管理が不十分であれば食中毒事故発生の可能性がある。ISO 9001－HACCPには、教育訓練に関する要求事項があり、「HACCPシステムを含めて、製品品質に影響がある仕事に従事する要員に必要な力量を明確にする」と定められている。製品品質に影響する仕事つまり、重要管理点の監視業務には、必要な教育訓練を終了し、所属長より力量評価を受けた職員のみが従事している。各作業員の力量は、力量分布一覧表に記録され、各部署の所属長は、誰がどのレベルの力量を有しているのか一目でわかるようになっている。教育訓練は、教育訓練管理規定に基づき年度計画を策定し、力量別に実施される。

　今後もISO 9001とISO 9001－HACCPの規格要求事項に基づき、継続的な改善と見直しを行いながら、ハードとソフト両面から食事の安全性を維持・向上させるために取り組んでいく。

(2)　患者・入所者のニーズに対応した質の高い食事を提供するための取り組み

　ベルキッチンの提供食種は、大きく分けて病院向けの食事（以下、病院食）と老健・特養向けの食事（以下、シニア食）の2種類で、それぞれ一般食と治療食を展開している。病院食・シニア食ともに、成分別個人管理を行い約120種類の食種を設定している。大量調理を行うCKで数多くの食種を提供することは、効率面では大きなマイナスであるが、直営時代に対応できていたことは、CK導入後も対応するとの方針の下、設定されていない内容のオーダーであっても「その他食」という形で対応している。

　近年、アレルギーによる禁忌食の対応や個別対応が必要な食事が増加しているが、CKだから個別対応ができないではなく、できる方法を検討し、可能な限りの対応を行っている。例として、人参が食べられない人の食事1食分を作る場合は、献立から人参を抜いた個別の献立表を作成し、調理師は1/9サイズのホテルパンで1人前を調理する。数百人分をまとめて調理しているなかで、1人分を別に作ることは非効率ではあるが、CKでの大量調理においても工夫次第で個別対応は可能である。

　食事箋や献立内容の見直しは、各施設の栄養士が毎月1回ベルキッチンに集まる「献立会議」にて行っており、検食簿の内容や各施設からの要望を協議する。CKのデメリットの1つに患者・入所者の声が届きにくくなることがあるが、定期的に全施設の栄養士が集まることにより、食事に対する意見や要望をベルキッチンの栄養士が把握することができる。各施設で毎月開催される給食委員会にもベルキッチンの代表者が参加し、施設の経営陣及び看護・介護スタッフやリハビリスタッフと意見交換を行っている。また、年2回のアンケート調査を実施し、食事内容についての設問や要望などを聞き取り調査し、集計・分析を行い献立改善に活用している。

献立会議では、テストキッチンでの新メニュー試作・試食も行い、年間約40アイテムの献立を導入している。献立会議以外でもベルキッチン内でメニュー開発のプロジェクトチームを立ち上げ、栄養士・調理師がチームを組んで新メニューの提案を行っている。

　当法人では、約10年前よりQC活動に取り組んでおり、ベルキッチンも各施設の栄養士と共同でQCチームを編成し、献立内容の改善に取り組んでいる。QC活動の成果として、開設当初は市販品を使用していた嚥下訓練用のゼリー食を全て手作りにし、他の食事と同様に29サイクルのメニューに組み込んだ。市販品から手作りに切り替えたことで、献立内容が充実しただけでなく、大幅なコストダウンにもつながった。ゼリー食の硬さは、当法人に勤務する言語聴覚士の意見を参考に適切な硬さに調整し、色々な食材を均一な硬さになるようにするために試行錯誤を繰り返した。医師や看護師、ケアワーカー、コメディカルなど他職種との連携により献立改善や食事提供サービスの向上につなげることができるのは、ベルキッチンが社会医療法人が運営する院外調理センターとして給食提供を行っており、医療・介護サービスのチームの一員として業務に取り組んでいるからである。

(3)　効率化とコストダウンへの取り組み

　ベルキッチンを開設した主要目的の1つに、大量生産による効率性の追求とコストダウンへの取り組みがある。CK導入により、直営のクックサーブでの運用と比較し、少人数で大量に調理を行うことや調理作業のマニュアル化により、誰が調理を行っても同じ品質で提供することが可能になった。調理作業では、機器の空き時間がでないように勤務シフトを組み、時差出勤を活用することで効率的に作業が行えるように取り組んでいる。調理工程以外においても献立内容に合わせた勤務体制を構築することで、適正人数で作業を行っている。

　食材費についてもこれまでは、各施設が別々に食材を購入していたが、ベルキッチンによる一括購入により約30％の削減となっている。現在は、大手商社と契約し更なる食材費の削減に取り組んでいる。

　CKの導入は、サテライト側施設においても多くのメリットがある。当法人および関連施設では、これまで各施設が直営で厨房の運営を行っていたが、CKの導入により各施設が負担していた給食部門における人件費、食材費・水道光熱費などの費用が大幅に削減された。病院・施設の栄養士は、給食管理に携わる時間が削減されることにより、NSTなどのチーム医療への参画や栄養指導の件数が増え、入所者の栄養管理に費やす時間が増えた。ハード面においても従来の厨房スペースが必要でなくなり、空いたスペースを有効活用することで施設側は新たな収益を生み出すことができる。当法人の「府中病院」では、厨房面積が従来の約半分になり、余剰スペースに臨床検査室を移動させて、臨床検査室にこれまでスペースの問題で導入ができなかったICUを導入した。関連法人の老健「サン

写真 8.9 配膳の様子

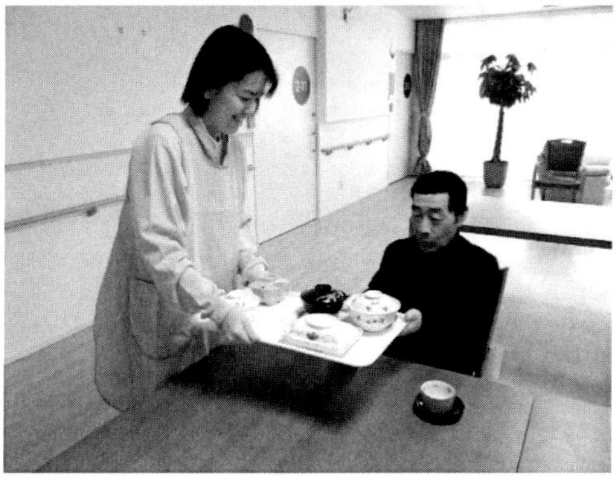

ガーデン府中」では、厨房面積が従来の半分以下となり、余剰スペースを通所リハビリテーションの食堂として利用することで、定員を 30 名増やすことができた。

今後の展望として、環境対策やエネルギー対策など時代の流れに対応した運営とこれまでの経験を活かして、CK や再加熱カート方式のクックチルを導入している施設へのコンサルティング業務を行う。

また、病院・施設を退院・退所した後の在宅に向けて栄養管理の行き届いた安全な食事を提供できるよう計画している。

「食事の安全」を守るために日本医療福祉セントラルキッチン協会と共に食事の安全に対する正しい知識の普及を働きかけていきたいと考えている。

（東條　桂子）

8.3　きよたセントラルキッチンとサテライト

（施設概要）
－所 在 地：札幌市清田区清田 1 条 2 丁目 5－8
－敷地面積：2031.92 m^2
－延床面積：773.99 m^2
－厨房面積：72 m^2
－建物構造：木造準耐火構造 2 階建
－竣工年月：2009 年 9 月 30 日
－設計最大生産食数：550 食/日　　＊8 時間＝1 日として

8.3.1　建設を決定するまでの経緯
土地が第 1 種住居専用地域であったため、厨房の作業域面積を 50 m^2 以下に制限され狭

くなったが、クックチル調理になれている調理師を配置することにより、併設の住居を含めて4か所の住居の食事を調理生産、美味しいという評価を得ている。

8.3.2　準備の過程
同一法人グループ内の療養型病院の閉院にともない、不要になった厨房機器、器具等を移設再利用して設備投資は最小限にした。

調理師については北海道勤労者医療協会と北海道勤労者在宅医療福祉協会を含む道央圏の給食事業統合の過程でクックチル経験者が医療施設から在宅側へ移籍、また同じ形態ですでに稼働していた住居系併設のCKで技術の構築、職員養成を続けてきた。

食事代を低価格に設定するため、職員配置については経営的な側面からスタッフ数を検討し効率的なスタッフ配置を実現した。

8.3.3　設計の概要
住居（高齢者専用賃貸住宅）と併設されているので、オープンカウンターで食堂に接した厨房にすることにより食事の際には入居者と対面できる厨房設計にした。入居者および併設デイサービスの食事提供作業もあり、1日の稼働人数は4名（うち職員は2名）とし、職員は主にクックチルを担当している。

調理はクックチルの他にチル後に真空パックする場合もあるが、真空調理は利用していない。生産食数は550食/日、合計作業時間は28時間/日（住居・デイの食事提供作業の両方）、年間365日稼働。

8.3.4　各域面積とレイアウト
レイアウトは**図8.4**を参照。

各域の面積は、下処理室8 m^2、調理室18 m^2、盛付・配膳室15 m^2、洗浄室6 m^2、合計作業域面積は47 m^{2}であり、上限の50 m^{2}以下となっている。

8.3.5　今後、計画する人たちへの助言
CKを計画する時に食事を提供する対象、食数、体制をよく検討し、目標を明らかにして具体化することが大切である。また、経営的な面だけでなく、現場で働く人達の要望を取り入れて、各種専門分野の方達からの指導も受けて計画が確実な形で継続実行できるようにしていくことが重要である。

8.3.6　配送およびサテライトについて
食事の供給先は同一建物内の高専賃の他に冷蔵配送するサテライトが3か所ある。高齢

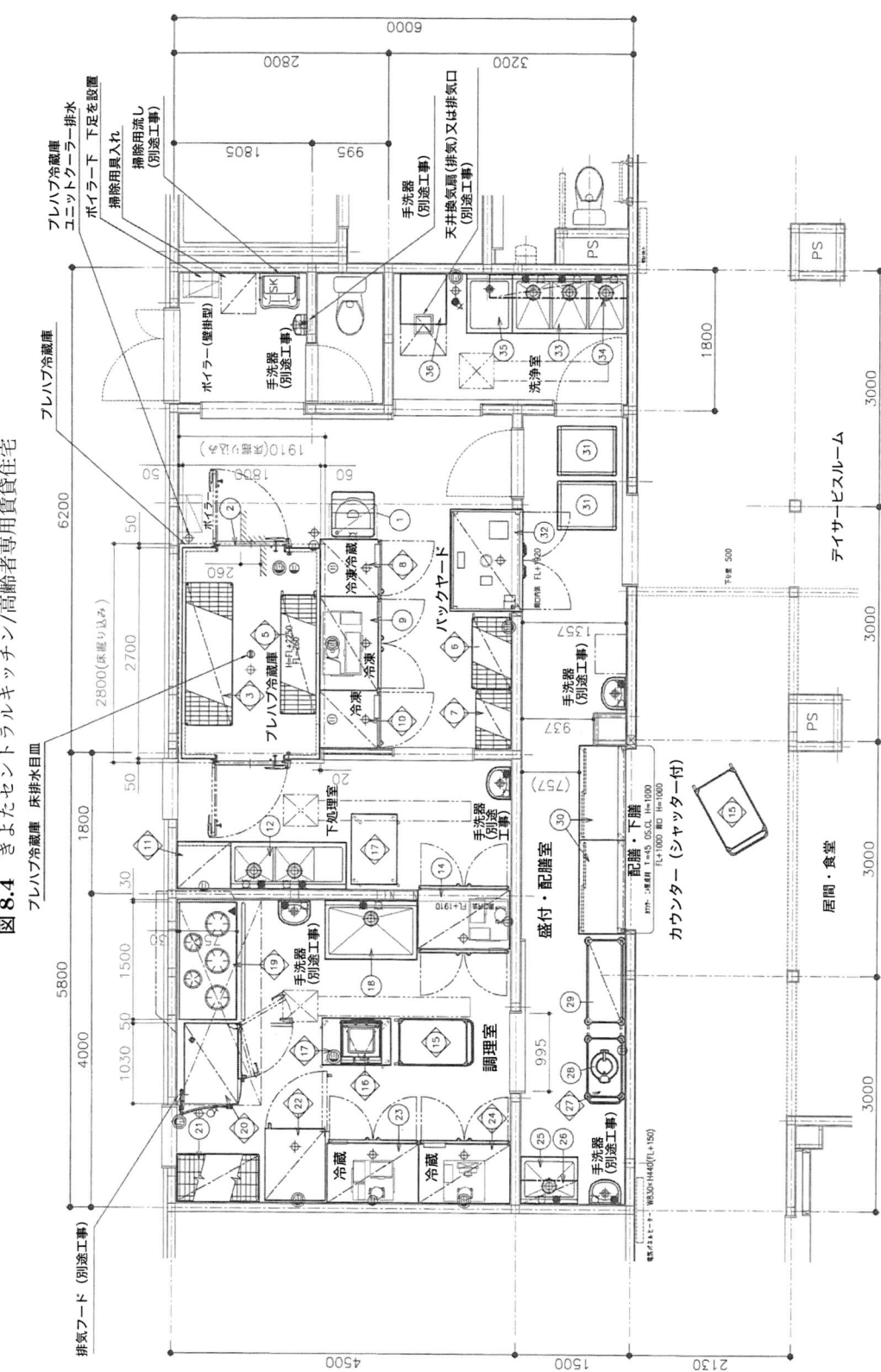

第8章　セントラルキッチン及びサテライトの事例

図 8.4　きよたセントラルキッチン／高齢者専用賃貸住宅

図 8.5 かしわの杜

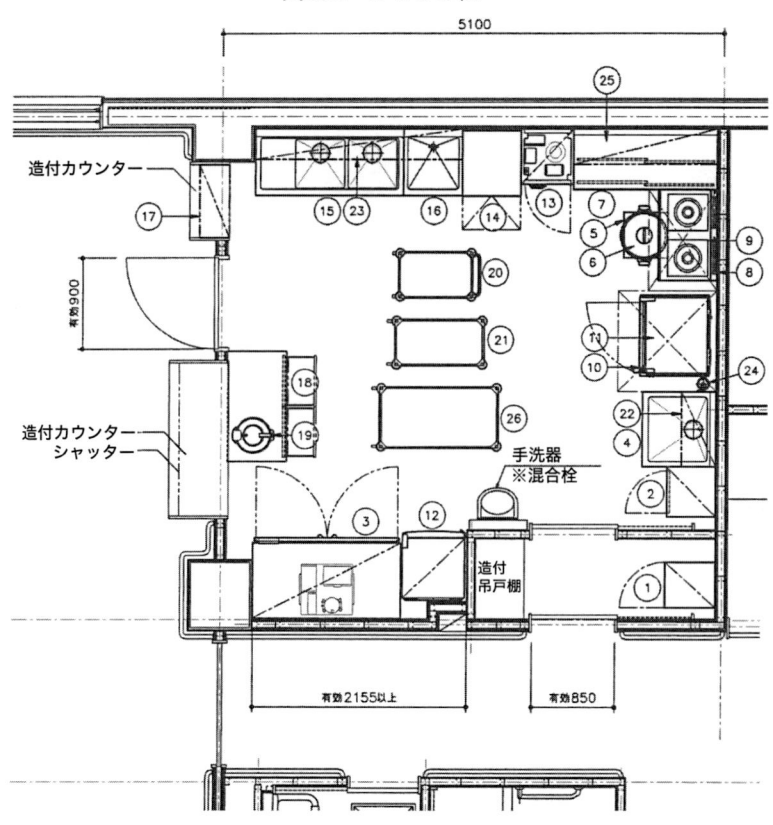

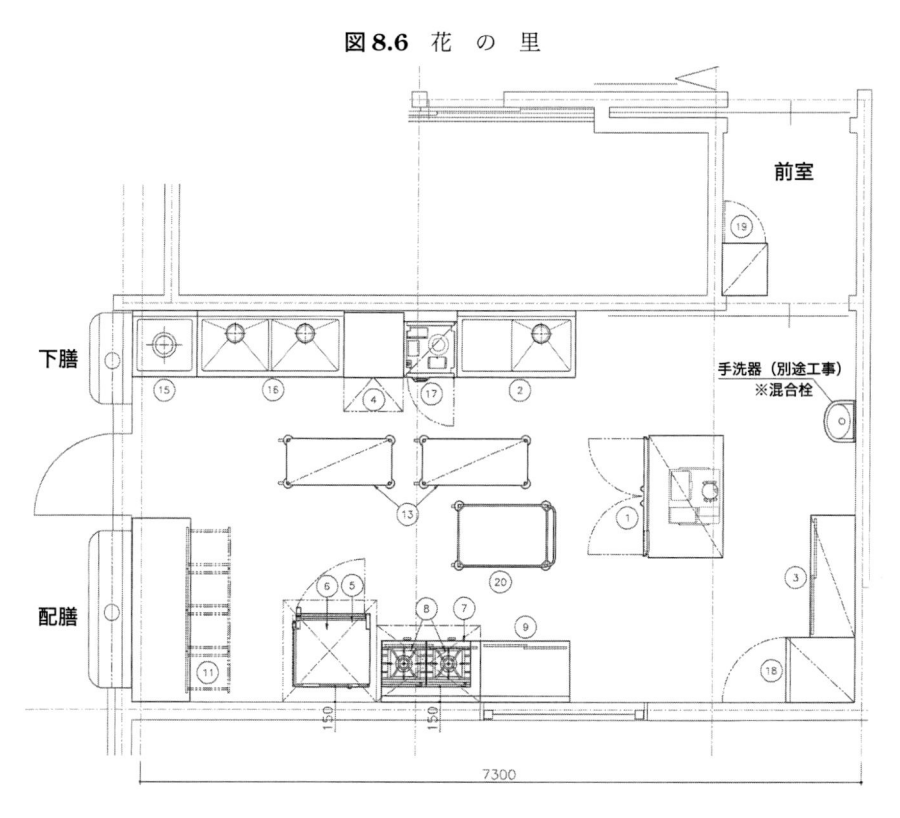

図 8.6 花 の 里

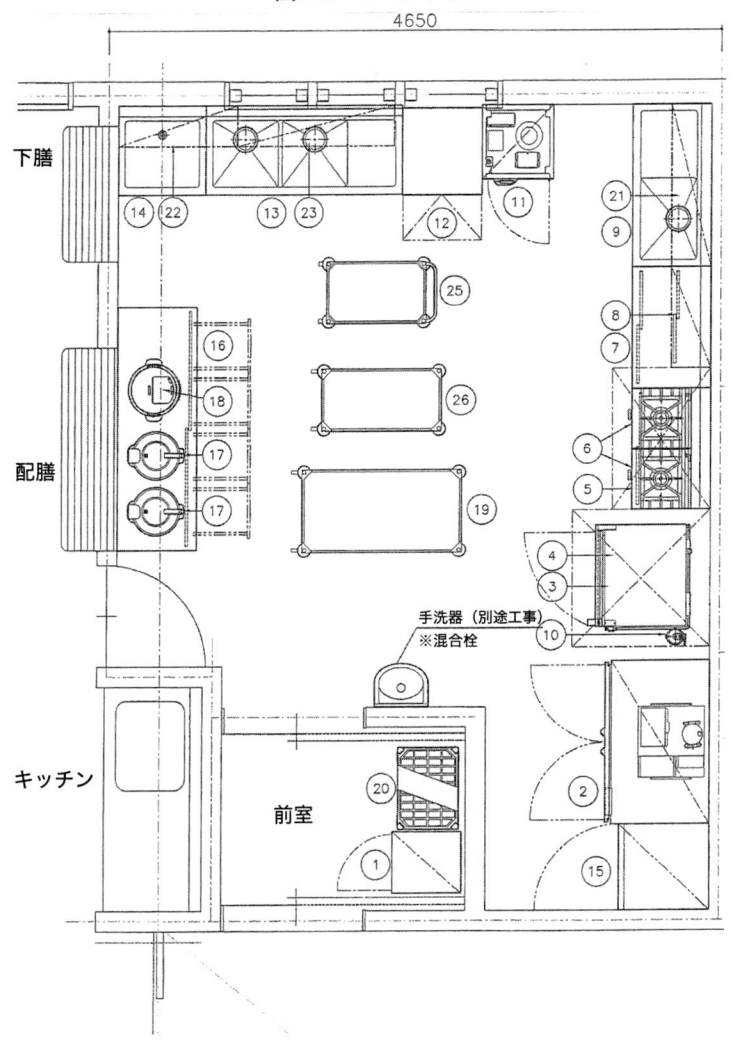

図 8.7 みなみ風

[図：みなみ風の厨房平面図、寸法4650、下膳・配膳・キッチン・前室の区分、番号付き機器配置（1〜26）、手洗器（別途工事）※混合栓]

者優良賃貸住宅（定員55名）"かしわの杜"（**図 8.5**）、適合高専賃（定員45名）"花の里"（**図 8.6**）、および適合高専賃（定員42名）"みなみ風"（**図 8.7**）である。

これらのサテライトへはPTフレックスカートを使用して冷蔵車で配送している。

サテライトでの再加熱方法は、

① バルク再加熱⇒盛付け⇒配膳（常温）　　＊ほとんどすべてはバルク再加熱
② 盛付け⇒スチコン再加熱⇒配膳　　　　　朝食のみの再加熱方法

真空パックした状態で湯煎による再加熱をすることもある。

（酒井　衛子）

8.4　ヨーロッパの医療福祉分野のセントラルプロダクションユニット

クックチルが普及しているイギリス、フランス、ドイツではセントラルキッチン（CK）というよりセントラルプロダクションユニット（CPU = Central Production Unit）と呼称されることが多い。CK は直訳すると中央厨房であり、従来の厨房の域から出ない調理を連想させるが、著者が見たイギリス、オランダ、ドイツの CPU は進んだ調理生産設備を有して HACCP 方式による高度衛生管理を実施している集中調理施設であった。合理化が進んだ食品工場に近い調理施設と言える。

本節では、施設内ですべて調理生産する従来の CPU からさらに発展進化したと位置づけできる病院食のアセンブルセンターを紹介する。アセンブルセンターでは複数の食品工場からバルクで仕入れた料理を組み合わせて冷蔵出荷し、原則として施設内では調理をしない。ここで紹介するアセンブルセンターは、仕入れた料理を食器に盛り付けてトレイ上に組み合わせて、そのトレイを再加熱カートに積載してサテライトの病院に冷蔵配送する方法で、サテライト側では再加熱が済んだカートを病棟に運ぶ以外の手間を必要としない。

ベルリン郊外のビバンテス（Vivantes）社

病院を経営母体とするビバンテス CPU は 2007 年に操業を開始して 6 病院に食事配送している。毎日 12,000 食を生産して 365 日無休で稼働。1 回の食事で 2,500 食をトレイ組みし、それに加えてバルクで 1,500 食を冷蔵配送している。（2,500 食×3 回＋1,500 食×3 回＝12,000 食/日）

出荷量の 95％は調理済み品の仕入れで、5％を CPU でクックチル調理している。

運営状況を以下に箇条書きにする。

- 盛付けとカート積込みには各回 2 時間 15 分を要して、昼食 6：15〜8：30、夕食 11：00〜13：15、翌日朝食 17：00〜19：15 の作業となっている。
- 盛付けコンベアー 2 ラインで 2,500 枚のトレイ組みを処理、1 ラインに 6 名配置。
- 盛付室は 10〜12℃で管理されている。（日本では室温 20℃以上で盛付けしているところが見られる。）
- 配送を含まずにフルタイムで 80 名が働いている。
- サテライトの平均在院日数は 7〜8 日で 3 週間のサイクルメニュー。
- 再加熱カートのトレイ収容枚数は 24 枚と 36 枚の 2 タイプあり。
- トレイは 530×265mm のサイズで棚間有効寸法は 74mm。GN（ガストロノーム）標準サイズの奥行 325mm を 265mm にしたコンパクトトレイにより、1 段に 3 枚のトレイを収容できるようにして、GN 標準サイズのトレイを使用することに比べて配送コストを 1/3 節減している。

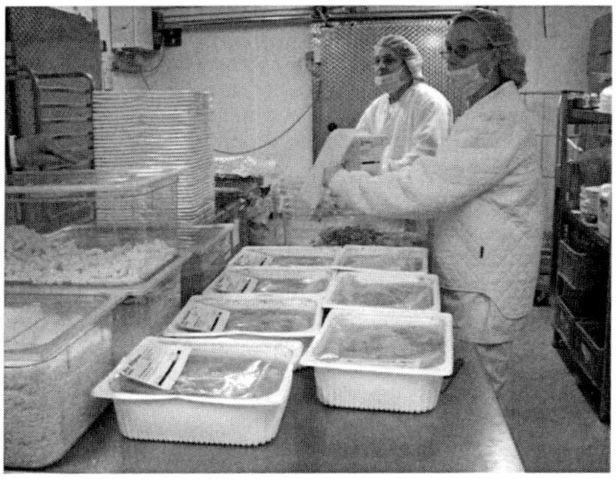

第 8 章　セントラルキッチン及びサテライトの事例

写真 8.10　購入品を容器に移す

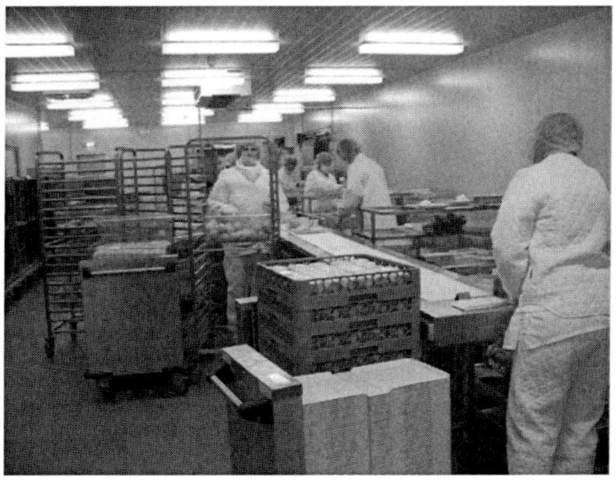

写真 8.11　アセンブルライン

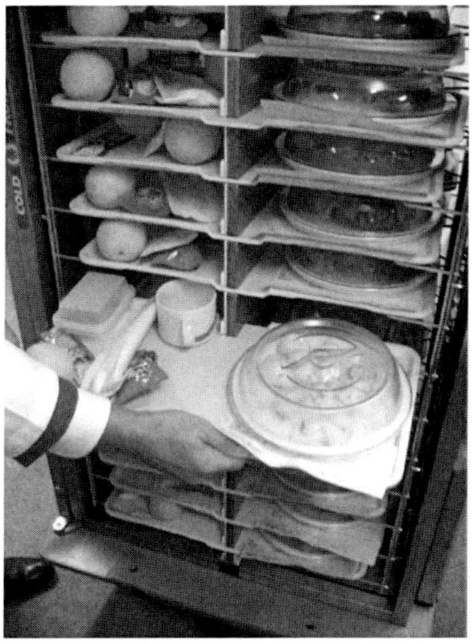

写真 8.12　出荷前の食事

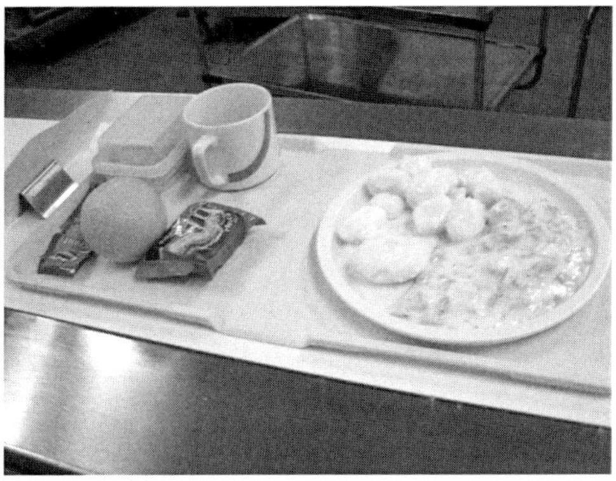

写真 8.13　ある日の昼食

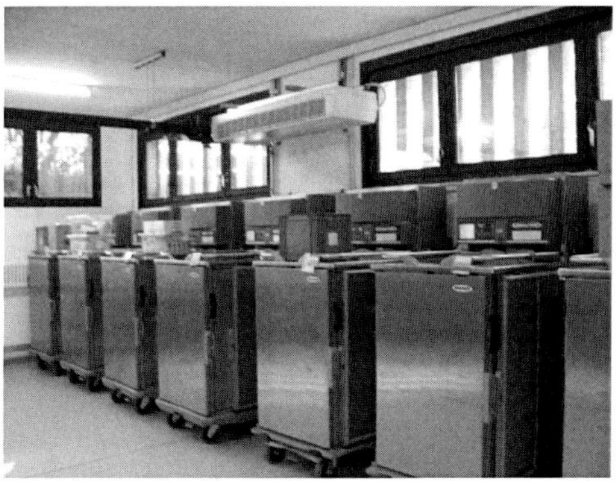

写真 8.14　800 床病院サテライト（34 台のステーションあり）

・サテライトへの販売金額は 1 日 3 食について 10 ユーロで、別途で CPU 建設費（償却費用）を購入する病院側に負担してもらっている。（金額は 2008 年 9 月時点）

日本の病院は様々な院内業務を外部委託するようになり医療関連サービス業は発展拡大してきた。その中の1つである患者給食も次の段階を迎えるようになっている。それは給食受託会社あるいは院外調理会社が幅広く調理済み品を購入してアセンブルして出荷するというさらなる分業化である。ここに挙げたドイツの例のようなアセンブルセンターはイギリス、フランスなどでもすでに稼動していて、今後は日本においても患者食ビジネスの一形態として出現することが予想されるものである。

（楠見　五郎）

あとがき

　本書の出版は、特定非営利活動法人「日本フードコーディネーター協会」副会長の右田俊幸氏の呼び掛けにより、2012年に発足した一般社団法人「日本医療福祉セントラルキッチン協会」の役員有志の協力を得て、実現したものです。

　「日本医療福祉セントラルキッチン協会」は、セントラルキッチンの経営改善や品質・サービス向上、食品衛生の充実、確保等を目的に、新調理システムの有効活用や災害時の食事提供のあり方等に関する知見の開発・研究と情報の発信を中心に活動を展開しています。

　申し上げるまでもなく、医療・介護法人の給食経営環境は、一段と厳しさを増しつつあり、抜本的な変革が模索される中、セントラルキッチンの役割に、大きな期待と関心が寄せられています。

　また、政府は、超高齢社会に対応する「地域包括ケアシステム」の構想を旗印に、「医療」から「介護」へ、「施設」から「地域」へと、地域単位での在宅医療ならびに介護の充実強化とサービス付高齢者住宅・グループホーム・小規模多機能施設の拡充、さらには在宅配食などへの支援体制の整備を推進しており、セントラルキッチンが果たすべき役割は、一段と大きくなるものと予測されます。

　こうした認識を踏まえて、僣越ながら、現時点でのセントラルキッチン建設計画に関するテキストを目指して本書を作成した次第です。

　さらに、本書は、「新調理システム」の導入を計画される単独の医療・介護施設において、「導入の手引書」としてご活用いただける構成内容となっておりますので、是非、お役立て下さい。

　本書は、まだまだ不十分な点も多々あるものと考えておりますので、忌憚のないご意見やご指摘をいただけましたら幸いです。

　原稿作成にあたり、諸官庁や関連諸団体、多数の学識経験者の皆さまの書籍や資料から、さまざまな知見を引用させていただきました。

　それらにつきましては、出典を明記させていただいたつもりですが、万一記載漏れがありましたら、改版時に修正させていただきますので、ご指摘の上、ご容赦くださいますようお願い致します。

　最後に、本書の出版に道を拓いて下さいました右田俊幸氏に心からお礼を申しあげます

とともに、執筆・アドバイス、ならびに査読のご協力をいただきました日本医療福祉セントラルキッチン協会顧問の定司哲夫氏、同じく事務局長の宮野鼻治彦氏をはじめとする理事・役員各位、さらには幸書房の皆さまに深く感謝を申し上げます。

また、写真や図表、図面等の使用にご協力ならびに許可をいただきました各施設、厨房機器メーカー、設計事務所等の関係者の方々に厚くお礼を申し上げます。

2013年2月吉日

　　　　　　　　　　　　一般社団法人　日本医療福祉セントラルキッチン協会

　　　　　　　　　　　　　　　　　　代表理事　吉　田　雄　次

■ 資　料

安全性・品質性・効率性の高い給食経営システムを目指して
日本医療福祉セントラルキッチン協会

平成 23 年 12 月

「日本医療福祉セントラルキッチン協会」設立準備事務局

　世界にも例を見ない急激な少子高齢化によって、わが国では平成 21 年度の国民所得に対する医療費負担率が、10.61％と初めて 2 ケタ台に達するなど、医療費拡大への対応策が社会全体にとっての最も重要かつ深刻な課題となっています。

　そのため政府では、「国民皆保険制度の堅持」、「医療の質向上ならびに効率化による医療費の適正化」、「負担と給付の透明化」を基本方針として、医療制度の構造改革に取り組み、診療報酬の見直しを数次にわたって押し進めてきました。

　その結果、多くの病院で経営収支が悪化する中、食事サービス関連の収入も減収を余儀なくされ、栄養部門にはコスト低減や業務の効率化などが強く求められることとなりました。

　一方で、「栄養管理実施加算」や「栄養サポートチーム加算」の導入により、臨床栄養管理の充実・強化への取り組みが、更に重要性を増しています。

　こうした厳しい環境を打開する方法として、近年、複数の医療・介護・福祉施設の食事を集中的に調理し配送するセントラルキッチンが関係者の注目を集め、全国各地で計画や建設が進められています。

　しかしながら、セントラルキッチンが目指す本来のメリットである「食事サービスの向上」、「コストの合理化」、「衛生管理の強化」などを実現するために不可欠な、建築・設備設計、新調理システム、運営管理ソフトに関する知見やノウハウの整備・普及が不十分なことが起因し、真価を発揮できていない事例が少なくないのが実情です。

　そこで、セントラルキッチンによる医療・介護・福祉施設の食事サービス革新をより確かなものにするための、各種の調査・研究と知見の整備・普及活動の推進基点として、ここに一般社団法人「日本医療福祉セントラルキッチン協会」を設立いたします。

一般社団法人「日本医療福祉セントラルキッチン協会」

設立発起人　一同

日本医療福祉セントラルキッチン協会

■**法人正会員** (2013年2月1日 現在)

No.	会社・団体名	〒	住所	TEL
1	株式会社マイステルジャパン	940-2116	新潟県長岡市南七日町 2-6	0258-47-5179
2	株式会社アイワ食品	242-0012	神奈川県大和市深見東 3-7-13	046-261-6611
3	社会医療法人 生長会ベルキッチン	593-8315	大阪府堺市西区菱木 1-2343-9	072-274-0331
4	株式会社ユニオンランチ	930-0916	富山県富山市向新庄町 4-1-82	076-451-5124
5	株式会社マーマ食品	025-0084	岩手県花巻市桜町 4-241-2	0198-24-6811
6	社会福祉法人　小田原福祉会	250-0053	神奈川県小田原市穴部 377	0465-34-6001
7	メーキュー株式会社	464-8637	愛知県名古屋市千種区小松町 7-39	052-731-2378
8	有限会社みやぎ保健企画 セントラルキッチン	981-0134	宮城県宮城郡利府町しらかし台 6-3-6	022-766-4832
9	株式会社日米クック	531-0076	大阪府大阪市北区大淀中 1-17-22	06-6452-0188
10	広島駅弁当株式会社	732-0042	広島県広島市東区矢賀 5-1-2	082-286-0181
11	フレッグ食品工業株式会社	910-1293	福井県吉田郡永平寺町諏訪間 65-1-1	0776-63-3633
12	株式会社彩道	370-0072	群馬県高崎市大八木町 673-3	027-395-0886
13	医療法人社団　慈誠会	174-0071	東京都板橋区常盤台 4-36-9	03-5399-1112
14	株式会社パレット	379-2301	群馬県太田市藪塚町 1541-3	0277-20-4112
15	桐生中小企業福祉事業 協同組合	376-0013	群馬県桐生市広沢町 4-1970	0277-54-1614
16	医療法人協愛会 阿知須共立病院	754-1277	山口県山口市阿知須 4171-1	0836-65-1630
17	東京中央食品株式会社	156-0053	東京都世田谷区桜 2-22-12	03-3428-1321
18	サンワフーズ株式会社	412-0041	静岡県御殿場市ぐみ沢 9-1	0550-83-1122
19	青森保健生活協同組合	030-0847	青森県青森市東大野 2-9-2	017-729-3274
20	株式会社フレアサービス	079-8451	北海道旭川市永山北 1 条 10-4-6	0166-47-8981
21	株式会社生活デザイン研究所	730-0043	広島県広島市中区富士見町 8-7 ル・フェール広島富士見ビル 4F	082-504-4780
22	社会福祉法人　薫徳会	486-0909	愛知県春日井市四ツ家町字四ツ家 214-1	052-759-5535

No.	会社・団体名	〒	住所	TEL
23	ヒューマンフードマネジメント	252-1104	神奈川県綾瀬市大上4-8-27 カワグチハウス1F	046-777-6272
24	株式会社キッチンデザインフォーム	253-0006	神奈川県茅ヶ崎市堤1番地1-12-302	0467-51-0278
25	社会福祉法人 健友会	350-0807	埼玉県川越市大字吉田204-2	049-234-8500
26	斉藤クリエート食品株式会社	379-2114	群馬県前橋市上増田町258-11	027-263-1868
27	東毛福祉事業協同組合	370-0536	群馬県邑楽郡大泉町大字古氷22-20	0276-62-4181
28	株式会社ミツオ	456-0018	愛知県名古屋市熱田区新尾頭3-4-25	052-682-1603
29	大宝産業株式会社	105-0013	東京都港区浜松町1-9-10	03-3432-4521
30	エーシーティジェネレーター株式会社	305-0075	茨城県つくば市下横場228-1	029-839-5541
31	協同組合 足利給食センター	326-0338	栃木県足利市福居町1770	0284-72-8271
32	社会福祉法人 東京蒼生会	189-0024	東京都東村山市富士見町2-1-3	042-391-9246
33	前田建設工業株式会社	101-0064	東京都千代田区猿楽町2-8-8 猿楽町ビル	03-5217-9539
34	ロイヤル株式会社	154-8584	東京都世田谷区桜新町1-34-6	03-5707-9075
35	株式会社食域改良研究所	918-8201	福井県福井市文京1丁目4-35	0776-28-9933
36	シダックス株式会社	150-0041	東京都渋谷区神南1-12-13 渋谷シダックスビレッジ9F	03-5784-8887
37	エイムカイワ株式会社	990-2221	山形県山形市風間1353-4	023-686-2222
38	医療法人聖和会 介護老人保健施設さくら	243-0215	神奈川県厚木市上古沢1915	046-250-0600
39	株式会社津山商店	949-7302	新潟県南魚沼市浦佐5582-1	025-788-0521
40	株式会社ミールサービス	990-2324	山形県山形市青田南6-13	023-615-2627
41	株式会社メディカルフーズはぁもにぃ	650-0047	兵庫県神戸市中央区港島南町5-3-7	078-304-5925

■監修者　紹介

定司　哲夫（じょうづか　てつお）

(株)フード・マネジメント研究所　代表取締役所長

国立公衆衛生院（現国立保健科学院）保健指導学科（特例修士）修了。公立病院（500床）経験後、（株）魚国総本社・東京支店（現レパト）勤務、事業所長、人事課長、事業部次長、企画室長、常務・専務取締役等歴任し45年間勤務。全社の統括品質・衛生管理者を25年間兼務。国内外の給食施設（高層ビル・工場・大学・病院・福祉・介護施設・セントラルキッチン等）・レストラン・海外プラント施設等の食事サービス施設950か所の計画・経営管理指導。

現在、（株）フード・マネジメント研究所代表取締役として、飲食・給食業界の経営改善指導及び各種資格者講習会等の講師。給食施設・セントラルキッチン等の設計・改修、経営改善指導等のコンサルタントとして活動中。

この間、農水省・厚労省の外食部会・低温流通部会・管理栄養士カリキュラム作成委員等歴任。女子栄養大・和洋女子大等他数校で42年間、管理栄養士「給食経営管理論」兼任講師。厚労省・法務省・日本栄養士会等講師。

[主なる学術・研究業績]：飲食・給食経営に「損益分岐点」の導入考察、工場給食の「サイクルメニュー」の導入考察、給食企業における「付加価値生産性管理」の導入、超高層ビル飲食の「調理室コンパクト化・電気熱源設計」＝給食セントラルキッチン化推進、院外調理「新調理システム」構築（1991年）、飲食・給食施設における「品質保証」導入考察、他他多数。

[著書]：「給食管理者ハンドブック」（光生館）、「システム給食」（プロフーズ社）、「変革の給食ビジネス」（柴田書店）、「給食マネジメント論」（第一出版）、「給食経営管理論」（南江堂）、他十数冊。

[学会]：一般社団法人　日本医療福祉セントラルキッチン協会・顧問、日本給食経営管理学会顧問、日本医療福祉設備学会、日本栄養改善学会等、他。

■編著者紹介

吉田　雄次（よしだ　ゆうじ）

(有)みやぎ保健企画　取締役　セントラルキッチン事業部　統括責任者

東北学院大学経済学部商学科卒業後、財団法人宮城厚生協会（長町病院、仙台錦町診療所、坂総合病院、泉病院）に勤務し、同法人の事務長や常務取締役を経て、2002年グループ法人有限会社みやぎ保健企画取締役就任、2003年セントラルキッチン開設、CK統括責任者として事業を創造的に拡大。各種フードケータリング展示会において給食経営改善セミナー講師、CK建設セミナー講師、災害時の食の対応、行政のあり方など講演活動を旺盛に行う。東日本大震災では、事前に災害支援ネットワークを構築し乗り切った。CK建設コンサルタント。全日本民主医療機関連合会セントラルキッチン連絡会副会長。2012年1月　一般社団法人　日本医療福祉セントラルキッチン協会を発足し、代表理事に就任。

右田　俊幸（みぎた　としゆき）

スリーライン株式会社　営業開発部長

「フードケータリングショー」（日本能率協会主催）をはじめとした、各種のフードケータリングの展示会やイベントの企画に携わり、新しいフードケータリングスタイルを常に提案している。また、NPO法人日本フードコーディネーター協会副会長も務め、資格試験の整備、教育システムの充実にも手腕を発揮している。そうした傍ら大学生協の食堂部や医療法人、外食、中食企業のアドバイザーとして、経営的な側面を加味した採算の取れるフードケータリングの指導を行っている。2012年1月より　一般社団法人　日本医療福祉セントラルキッチン協会設立に積極的に関与し理事に就任している。

■執筆者（音順）

川口　靖夫（かわぐち　やすお）
ヒューマンフード・マネジメント　代表

30年余りにわたって医療経営に携わり、数か所の事務長、法人本部の総合計画推進を担当し、病院、健康診断センターなどの建設や部門別経営管理、情報化整備に携わる。2002年に医療事業協同組合の理事・事業部長に就き、全国の新調理システム導入病院及びセントラルキッチンを視察。2005年に「かながわセントラルキッチン」を開設。以後、各地の病院、介護施設のセントラルキッチンの立ち上げや新調理システムの構築を指導し、現在は、徳洲会グループ給食部門の顧問、東京中央食品などの受託給食部門の新調理システム構築を担当している。2012年1月　一般社団法人　日本医療福祉セントラルキッチン協会を発足し、常務理事に就任。

楠見五郎（くすみ　ごろう）
エレクター株式会社　コンサルタント室 室長

工業高専卒業後、製薬会社、商社勤務を経て1987年に厨房業界に入り、1990年には英国に滞在してクックチルとHACCPを学ぶ。帰国後、その当時には国内には調理システムとして存在しなかったクックチルのコンサルティングをはじめる。　以後、現在まで20年以上にわたりクックチルシステム構築のコンサルティングおよび高度衛生管理システムであるＨＡＣＣＰによる衛生管理システム作りを業務として、集中調理センター、ホテル、旅館、病院、高齢者施設、社員食堂、レストラン、惣菜工場など関与したプロジェクトは100件を超える。
著書に「フードサービスの課題とクックチルの活用法」がある。共著では「HACCP実用便覧」、「医療食・介護食の調理と衛生」、「給食におけるシステム展開と設備」がある。

久保　修（くぼ　おさむ）
㈱キッチンデザインフォーム　代表取締役

武蔵工業大学工学部経営工学科、早稲田大学産業技術専門学校建築科卒業、総合厨房機器メーカー　設備設計部長にてホテル・レストラン、病院、社員食堂等大量調理施設の企画設計、設備設計等手掛ける。その後、㈱キッチンデザインフォーム創設（代表取締役）。
著者は、「21世紀の調理学　調理工学」（建帛社：共著）、「外食産業の新しい調理システム」（日本調理科学会）、「フードサービス並びに大量調理機器の歴史、変遷」（VESTA）、「新しい食学を目指して」（建帛社：共著）、「フードデザイン21：調理システムの現在と未来」（株サイエンスフォーラム）（共著）等がある。
仕事の幅としては、キッチン、インテリア、家具デザイン、厨房機器製品開発、コンサルティング、システムデザイン等を手掛けている。

酒井　衛子（さかい　えいこ）
（株）北海道勤労者在宅医療福祉協会　給食事業部長

宮島学園　北海道調理師専門学校卒業後、社団法人　北海道勤労者医療協会に調理師として就職。調理師主任、調理師長を経て、栄養科長業務に従事、2003年から順次病院・老健施設にクックチルシステムを導入。2007年に同協会の栄養部長に就任。2009年5月に系列の（株）北海道勤労者在宅医療福祉協会へ移籍　給食事業部長に就任し、在宅分野の住居系、通所等の食事提供、病院の院内食堂、病院への配食、厨房業務の受託業務等に従事。

東條　桂子（とうじょう　けいこ）
社会医療法人　生長会　ベルキッチン　所長

神戸女子大学を卒業後、大阪警察病院に勤務。同一法人で運営されているベルランド総合病院、福祉施設ベルファミリアで勤務。医療法人でのニュークックチル方式の院外調理センター設立・運営に携わる。京都大学医学部附属病院事業所　受託責任者などを兼務し法人内の栄養部門を統括する。本年、堺市食品衛生協会長優良表彰を受賞した。実習生受け入れ前の集中講義を大阪府立大学等で行っている。

松本　まりこ（まつもと　まりこ）
(有)みやぎ保健企画　セントラルキッチン事業部　部長

実践女子短期大学家政科栄養コース卒業後、郡山医療生活協同組合　桑野協立病院に勤務。代々木病院・わたり病院・埼玉協同病院にて研修後、管理栄養士取得、主任となる。
1990年に㈶宮城厚生協会坂総合病院に勤務。食養部部長を経て、2002年（有）みやぎ保健企画に移籍、セントラルキッチン設立準備室に配属となる。（有）みやぎ保健企画セントラルキッチンを立上げ、現在事業部部長として運営責任を担っている。宮城県内管理栄養士養成校にての特別講義、又日本給食経営管理学会に所属し、学術総会時にシンポジストとして演題発表、セミナー講演、全国各地のセントラルキッチン設立施設の支援・セントラルキッチン建設（献立関連担当）コンサルタントなどを行っている。

医療・介護法人のための
セントラルキッチンの計画と運用

Credit

監　修：定 司 哲 夫
編　者：吉 田 雄 次・右 田 俊 幸
発行者：夏 野 雅 博
発行所：株式会社　幸 書 房
　　　　〒101-0051　東京都千代田区神田神保町 2-7
　　　　TEL 03-3512-0165　FAX 03-3512-0166
　　　　URL　http://www.saiwaishobo.co.jp

　　　組　版：デジプロ
　　　印　刷：シ ナ ノ
　　　カバーデザイン：Edigraphic　Corporation

初版第 1 刷　発行　2013 年 3 月 15 日
初版第 2 刷　発行　2018 年 1 月 30 日

Printed in Japan / Copyright TETUO JOZUKA 2013
ISBN978-4-7821-0374-6　C2077

無断転載を禁じます。

JCOPY ＜（社）出版者著作権管理機構 委託出版物＞
本書の無断複写は著作権法上での例外を除き禁じられています。複写される場合は、そのつど事前に、（社）出版者著作権管理機構（電話 03-3513-6969、FAX 03-3513-6979、e-mail：info@jcopy.or.jp）の許諾を得てください。